DE LA

RUPTURE PRÉMATURÉE SPONTANÉE

DES MEMBRANES DE L'ŒUF

Par M. H. ALEZAIS

DOCTEUR EN MÉDECINE

Interne des Hôpitaux de Marseille (Concours 1879), Externe des mêmes Hôpitaux (Concours 1875),
Aide d'Anatomie et de Physiologie (Concours 1878),
Lauréat de l'École de Médecine (années 1876-1877-1878),
Lauréat du Comité médical (1880-1881-1882).

——————

MONTPELLIER

TYPOGRAPHIE ET LITHOGRAPHIE BOEHM ET FILS

IMPRIMEURS DE LA GAZETTE HEBDOMADAIRE DES SCIENCES MÉDICALES
ÉDITEURS DU MONTPELLIER MÉDICAL, DE LA REVUE DES SCIENCES NATURELLES.
DE LA SOCIÉTÉ LANGUEDOCIENNE DE GÉOGRAPHIE.

1882

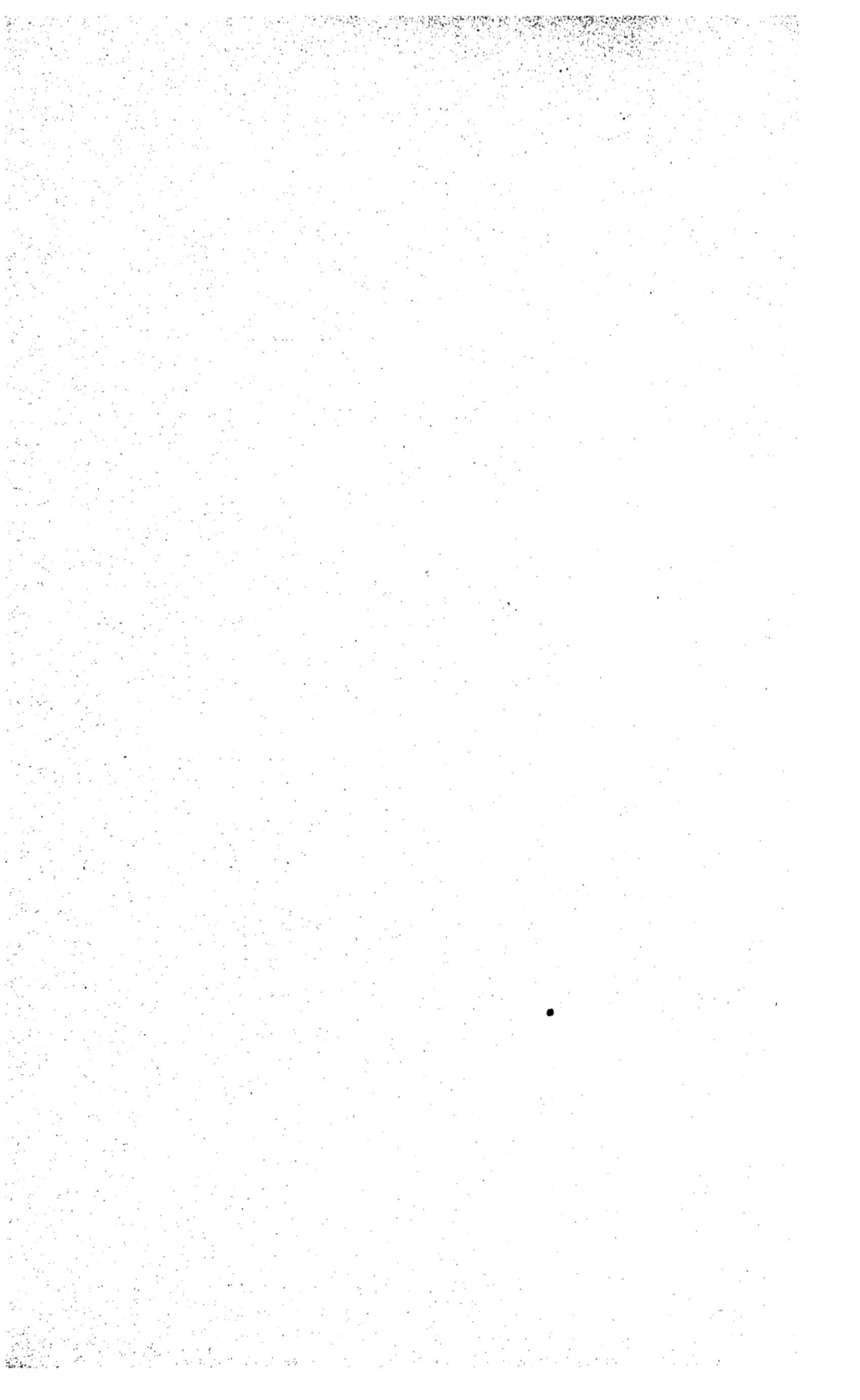

DE LA

RUPTURE PRÉMATURÉE SPONTANÉE

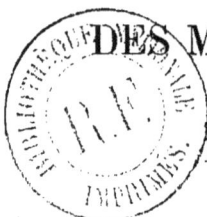

DES MEMBRANES DE L'ŒUF

Par M. H. ALEZAIS

DOCTEUR EN MÉDECINE

Interne des Hôpitaux de Marseille (Concours 1879), Externe des mêmes Hôpitaux (Concours 1875),
Aide d'Anatomie et de Physiologie (Concours 1878),
Lauréat de l'École de Médecine (années 1876-1877-1878),
Lauréat du Comité médical (1880-1881-1882).

———————

MONTPELLIER

TYPOGRAPHIE ET LITHOGRAPHIE BOEHM ET FILS

IMPRIMEURS DE LA GAZETTE HEBDOMADAIRE DES SCIENCES MÉDICALES
ÉDITEURS DU MONTPELLIER MÉDICAL, DE LA REVUE DES SCIENCES NATURELLES.
DE LA SOCIÉTÉ LANGUEDOCIENNE DE GÉOGRAPHIE.

1882

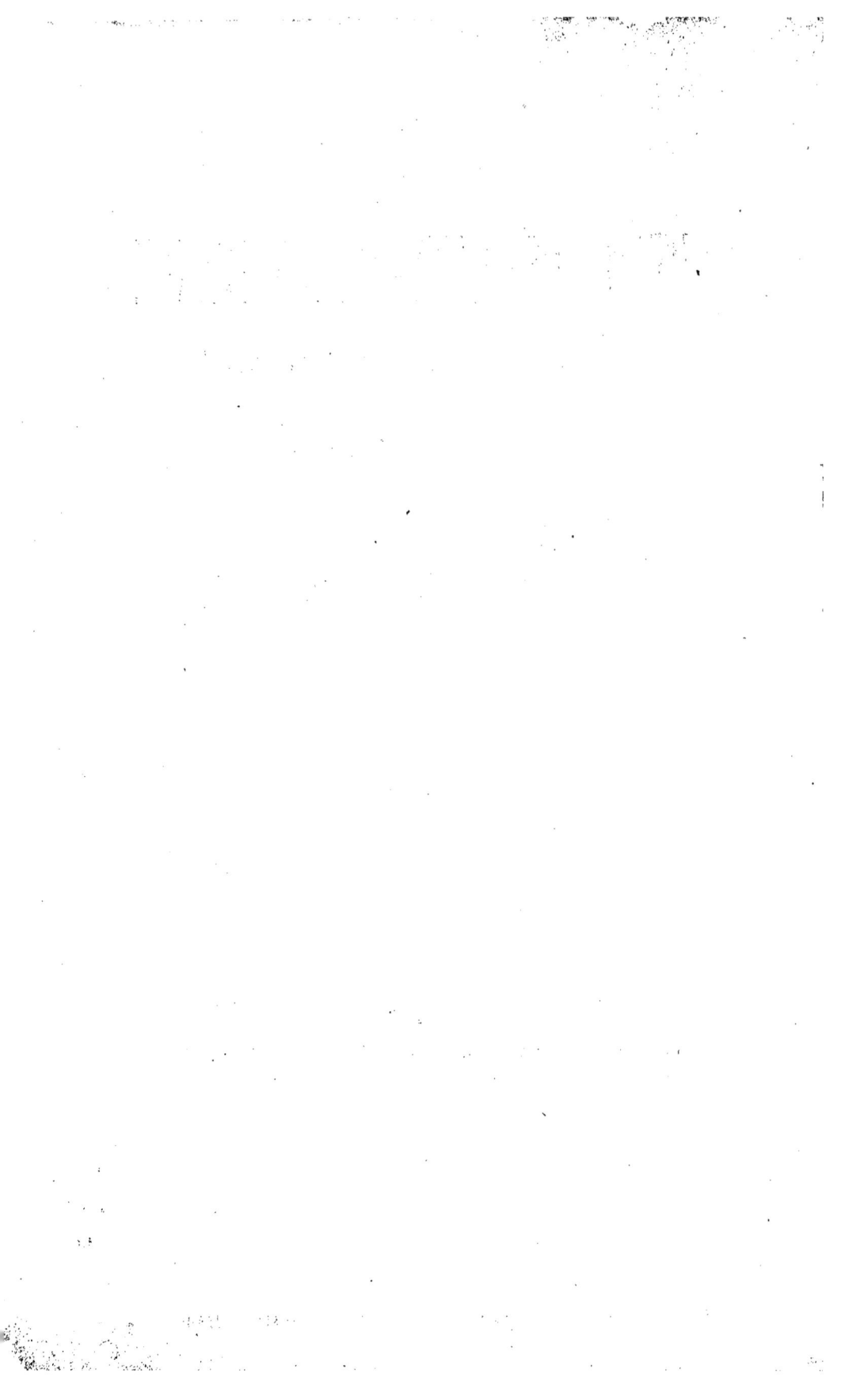

A LA MÉMOIRE DE MON PÈRE

H. ALEZAIS.

RUPTURE PRÉMATURÉE SPONTANÉE

DES MEMBRANES DE L'ŒUF

L'œuf humain reste en général entier jusqu'à ce que, le produit de la conception ayant acquis un développement assez grand pour se suffire à lui-même, les voies maternelles puissent lui livrer passage.

Les enveloppes membraneuses, qui malgré leur contexture fragile sont, pour le fœtus, un moyen de protection efficace pendant son séjour dans l'utérus, deviennent, au moment de l'accouchement, par un mécanisme que Stein appelait avec raison inimitable, un des principaux agents de la préparation des voies maternelles à l'expulsion de l'enfant. L'œuf, poussé par les contractions utérines, réagit sur la périphérie du col comme sur la gorge d'une poulie (Velpeau), s'engage dans l'anneau cervical ramolli, à la manière d'un coin souple et progressivement croissant, qui accommode ses dimensions à la dilatation déjà obtenue, et ne disparaît que lorsque la tête est là, prête à s'engager, à sa suite, dans un orifice capable de la recevoir et qu'elle est apte à achever d'ouvrir. Tous les auteurs n'ont qu'une voix pour louer les avantages de ce coin mollet et doux (Maygrier), comme premier instrument de dilatation, tandis que la tête, corps dur, iné-

2

gal et volumineux, exerce une pression beaucoup plus doulou-
reuse sur le col et ne peut concourir activement à l'agrandir que
lorsqu'il a déjà les dimensions d'un écu de 5 livres, disait
Gardien.

Néanmoins il arrive dans un certain nombre d'accouchements
que, par une rupture hâtive des membranes, le liquide s'écoule
aux premières douleurs, quelquefois plus tôt, et le coin membraneux ne peut plus se former.

Les anciens accoucheurs redoutaient beaucoup cet accident.
Pour eux, l'heureux accouchement était, d'après cette comparaison qui avait cours du temps de la Motte (1728), « celui où l'enfant suit les eaux comme cette poutre entraînée par le courant,
mais qui devient plus ou moins fâcheux à mesure que ces eaux
sont plus ou moins écoulées et très pénible quand elles le sont
entièrement ».

Aussi tous leurs écrits sont-ils empreints des appréhensions
les plus vives et des couleurs les plus sombres quand la perte des
eaux a été prématurée. Pour ne citer que les plus célèbres,
Mauriceau (1693) a donné dans ses Aphorismes, entre autres
causes des accouchements difficiles, « des membranes si faibles
que les eaux les percent trop tôt, car, étant écoulées devant le
temps, l'enfant demeure à sec dans la matrice » (sect. 30, 177).
Pour de la Motte (1722), l'ouverture prématurée des membranes,
qu'elle se fasse d'elle-même ou par l'indiscrétion des sages-
femmes, est ordinairement fatale.

Mêmes craintes de la part de Baudelocque (1789), qui ajoutait
que ce qui rend l'accouchement plus pénible et plus laborieux,
« ce n'est pas, comme le pense le vulgaire, parce qu'il se fait à
sec, mais parce qu'une des causes qui devaient coopérer à la dilatation de l'orifice vient à manquer avant que cette dilatation ne
soit faite ».

Son opinion trouvait écho partout : chez Gardien (1807), Capuron (1811). Ce dernier ajoutait que, « les eaux de l'amnios n'étant

plus dans la matrice pour en émousser ou modérer la force ex-
pultrice, le fœtus doit la supporter tout entière. Il doit donc être
serré de toutes parts : le cordon ombilical est comprimé et ne
reçoit plus une seule goutte de sang ; la circulation s'arrête,
l'apoplexie et la mort sont à craindre » (pag. 210 et suiv.).

Mme Boivin (1812), outre ces dangers immédiats pour la mère
et pour l'enfant, craignait aussi la rupture avant terme, comme
pouvant donner lieu à l'avortement et à l'accouchement prématuré.

On sait enfin, pour ne parler que des noms les plus illustres
et les plus autorisés, toutes les craintes de Mme Lachapelle, contre lesquelles P. Dubois fut le premier à s'élever. Depuis, plusieurs travaux spéciaux ont paru sur cette question. La con-
science des accoucheurs semble avoir entendu la voix de
P. Dubois et s'être rassurée sur les conséquences de cette rupture.
Dervilliers (1850), Cazeaux (1874), disent bien qu'elle allonge le
travail et peut faire naître des dangers réels pour l'enfant :
M. Webert (de Saint-Pétersbourg) (1879), que la moitié environ
des anomalies qui se produisent dans le cours du travail sont
dues à la rupture hative de la poche. Mais MM. Roulin (1870)
Omiccinski (1872), Garipuy (Th. Paris, 1878), qui ont tour à tour
repris ce même sujet, le considèrent, pourvu toutefois que les
conditions soient régulières, comme un simple incident de travail
qui peut même avoir sur sa marche une influence heureuse.
MM. Tarnier et Chantreuil (1880), dans leur récent et remarqua-
quable ouvrage, adoptent cette manière de voir.

Nous nous étions depuis longtemps proposé de faire quelques
recherches sur ce point intéressant d'obstétrique, quand nous
avons été confirmé dans notre dessein par la bonne fortune de
pouvoir consulter les annales de la Maternité de Marseille. Les
observations recueillies depuis 1827 sous les yeux du vénéré
professeur Villeneuve, qui les vérifiait et les annotait souvent

de sa main, forment un vaste recueil de documents précieux.

Nous devons à l'obligeance de M. Villeneuve fils, professeur de Médecine opératoire à l'École de Marseille, d'avoir pu en profiter; nous le prions d'en agréer ici toute notre reconnaissance. Nous saisissons en même temps cette occasion d'offrir nos remercîments à MM. les professeurs Pirondi et Queirel, qui ont mis gracieusement leurs bibliothèques à notre disposition; à M. Seux fils, à M. Poucel, qui nous ont communiqué plusieurs observations importantes. Nous sommes heureux de témoigner aussi toute notre reconnaissance à M. le professeur Caillot de Poncy pour la bienveillance avec laquelle il nous a ouvert son laboratoire. — Nous remercions également M. Delmas, externe des hôpitaux, qui a bien voulu nous aider dans nos recherches bibliographiques. — Enfin, qu'il nous soit permis, en quittant l'Internat de Marseille, d'adresser nos remercîments aux Maîtres que nous y avons trouvés pleins de sollicitude et d'égard pour leurs élèves, et à nos Collègues, dont la sympathie sera toujours un des plus doux souvenirs de notre première étape dans la carrière médicale.

Que doit-on comprendre par rupture prématurée des membranes ?

Tous les auteurs sont unanimes pour fixer comme l'époque normale de la rupture des membranes, le moment de la dilatation complète du col ; c'est la plus fréquente et en même temps la plus heureuse : la poche est bien formée, la dilatation est ou va être complète, et la partie suffisamment engagée pour occuper bientôt après l'excavation. Telles sont les trois conditions que remplit en général la nature, comme le remarque Capuron, et que ce dernier requérait toujours avant de procéder à la rupture artificielle de la poche : la femme est alors au moment de l'agitation la plus vive, les douleurs commencent à devenir expulsives, « le pouls est plus dur et plus fréquent, la chaleur augmente, le visage se colore, les yeux deviennent étincelants ; cette agitation générale subsiste jusqu'à ce que l'évacuation des eaux vienne calmer l'ébranlement de la machine par la détente qu'elle produit. » (Gardien, pag. 254.)

C'est du reste le moment où le coin membraneux a fini son rôle, et, devenu inutile, ne serait plus qu'un obstacle à l'accomplissement des phénomènes ultérieurs du travail. Churchill, à l'Hôpital occidental (1841-1842), a relevé, sur 982 cas, le laps de temps qui s'écoule entre le commencement du travail et la rupture, et sur 812 celui qui sépare la rupture de la parturition. Nous ne donnons pas ces statistiques, qui sont rapportées partout et auxquelles nous trouvons une certaine incertitude qui tient à ce que la durée du travail n'est pas indiquée en regard du moment de la rupture.

M. Dervilliers a conclu, de l'examen attentif de 215 cas, que « la rupture spontanée des membranes a lieu beaucoup plus souvent avant la dilatation complète de l'orifice ou au même moment qu'elles, qu'après ce moment ».

Denman disait au contraire qu'elle a lieu ordinairement peu après la dilatation complète.

Nous avons relevé, à l'effet de nous fixer sur ce point, qui est omis dans la plupart des classiques, les observations de l'année 1875, qui sont au nombre de 340. On doit en éliminer 14 cas où la rupture a été artificielle, ou qui sont incomplets. Sur les 326 qui restent, la rupture a eu lieu spontanément :

213 fois au moment de la dilatation complète, soit une proportion de 6,5/10. Sur ce nombre,

83 fois la rupture a eu lieu au moment même où la dilatation est achevée ;

76 fois un peu avant, 1 h. environ (de 1/2 à 3 h.) ;

54 fois un peu après, 30 h. environ (de 1/4 à 2 h.).

Nous sommes donc porté à nous rattacher à l'opinion de Dervilliers. Les 113 autres cas pourraient être considérés, à la rigueur, comme des exemples de rupture prématurée. Il y a cependant, pour ce fait comme pour tous les faits cliniques, une période intermédiaire entre le physiologique et ce qui cesse de l'être, qu'il est difficile de bien limiter. Pour étudier avec plus de fruit les conditions nouvelles que crée pour la mère et pour l'enfant le fait que nous nous sommes proposé comme sujet, nous ne prendrons que les cas bien tranchés, où la femme perd les eaux, soit avant le travail, soit au début même du travail, soit pendant les premières heures.

Nous diviserons notre étude en deux parties : la première sera consacrée aux ruptures des membranes qui ont lieu près du terme de la grossesse et qui n'influent que sur l'accouchement lui-même; la seconde, aux ruptures qui surviennent pendant le cours de la gestation et dont l'action la plus importante est celle qu'elle exerce sur le cours de cette période physiologique.

Voulant nous rendre compte surtout de la modification subie par la marche normale des choses, nous éliminons d'emblée tous les cas où les autres conditions ne le sont pas, et dont l'influence viendrait masquer celle de la rupture prématurée : tels sont les cas de retrécissements ou mauvaise conformation du bassin et des autres voies génitales, entre autres le cas que nous avons trouvé où l'obstacle à la parturition fut une coarctation du vagin consécutive à une fistule vésico-vaginale (23 mai 1851).

Dans la première partie, nous distinguerons aussi ce qui a trait à l'accouchement à terme et à l'accouchement prématuré, ne comprenant dans cette dernière catégorie que les cas où la rupture est précédée ou accompagnée par l'apparition des douleurs, et où il est évident que ce n'est pas elle qui a interrompu hâtivement la grossesse.

CHAPITRE PREMIER.

De la Rupture prématurée spontanée des membranes dans l'accouchement à terme.

Nous examinerons d'abord le fait en lui-même, puis dans ses conséquences.

I. DE LA RUPTURE PRÉMATURÉE EN ELLE-MÊME.

La fréquence de la rupture prématurée spontanée des membranes est diversement appréciée. Quelques auteurs, se basant sur les statistiques de Churchill, où il est peu commun de rencontrer des chiffres élevés pour exprimer le temps écoulé depuis la rupture jusqu'à l'expulsion [1], pensent qu'elle est rare.

Nous nous sommes limité, dans nos recherches statistiques, à une période de quarante-trois ans (1833–1875). Elle contient 6,585 accouchements, au nombre desquels nous avons trouvé, en comptant tous les cas d'une façon indistincte, 1,129 cas de rupture prématurée, soit 1 sur 5,8. La proportion tombe à 1 sur 7 si, comme nous l'avons indiqué, nous nous bornons aux accouchements à terme, qui sont au nombre de 926.

Ce chiffre de 1/7 concorde avec celui qui est donné par M. Garipuy dans son *Relevé des Bulletins de la clinique de Paris*: 1 sur 6 à 7.

Nous pensons que M. Simoni a un peu exagéré la fréquence de cette rupture prématurée, quand il lui attribue le quart des

[1] Sur 812 cas on trouve : 17 fois 10 h., 26 fois 15 h., 11 fois 20 h., 3 fois 28 h.

accouchements : son calcul ne porte, à vrai dire, que sur un nombre restreint de cas (25 sur 100).

Loin d'être rare, la rupture prématurée des membranes est donc un fait assez fréquent dans la pratique, et qui à ce seul titre mérite l'intérêt de l'accoucheur. Cazeaux avait observé plusieurs fois cette particularité, sur laquelle il appelait toute l'attention des praticiens.

Le moment de la rupture prématurée varie dans des limites assez étendues. M. Garipuy a observé une fréquence relative des ruptures qui se produisent au moment de l'apparition des douleurs. Nous n'avons pas trouvé cette sorte d'élection; les ruptures avant tout travail nous ont, au contraire, paru plus nombreuses. Sur 926 :

> 352 ont eu lieu avant le travail ;
> 320   —   au début du travail ;
> 254   —   pendant les premières heures du travail.

On cite habituellement, parmi les causes de la rupture prématurée, les maladies de l'œuf, l'hydramnios, la ténuité des membranes. Les premières déterminent plutôt l'avortement et ne laissent pas la grossesse arriver à son terme.

Mac Clintock considérait aussi l'hydramnios comme une des conditions morbides très communes de l'œuf abortif : l'enfant est souvent mort quand il est expulsé, et l'accouchement arrive souvent avant terme (Charpentier ; *Ann. de Toc.*, 1880); néanmoins, dans bon nombre de cas, l'hydramnios coïncide avec un épaississement des membranes qui rend leur rupture difficile ; la distension utérine est telle que la femme est menacée d'asphyxie (Duclos de Toulouse, Evrat aîné de Lyon), sans que les membranes cèdent. Nous nous rappelons avoir vu, pendant notre séjour à la Clinique obstétricale, une primipare à terme dont le ventre était énorme, la fluctuation manifeste, les mouvements du fœtus à peine perceptibles. Elle fut prise dans les derniers mois de sa grossesse, par suite d'imprudence, d'une pleurésie à gauche, qui porta sa suffocation aux derniers degrés de la dyspnée. Le travail commença lentement; une fois la dilatation faite, il fallut rompre la poche avec le doigt : il s'écoula un flot de liquide entraînant un enfant assez volumineux. Nous avons retrouvé, en feuilletant les observations de la Maternité, nombre d'exemples analogues, où la rupture artificielle devint nécessaire pour permettre l'expulsion de l'enfant. Dans son *Mémoire sur l'hydramnios aigu*, M. Charpentier a réuni dix-huit observations où l'on trouve presque à chaque instant l'intervention de l'accoucheur, rompant les membranes à des termes variés. Tout en reconnaissant donc, avec l'ensemble des auteurs, et nous insistons d'autant moins sur ce point qu'il nous semble plus généralement admis, que l'hydramnios peut occasionner la rupture prématurée des membranes, nous croyons que ce n'est pas une cause constante, et qu'il prédispose souvent aussi à la rupture retardée.

Les études entreprises sur la texture des membranes amniotiques par les accoucheurs modernes, à la suite de Poppel et de Duncan, n'ont pas encore appris, que nous sachions, quelles sont les conditions qui influent sur la variabilité de leur résistance. Quelques recherches que nous avions tentées sur ce point ne nous ont pas encore donné de résultats précis. Le seul fait certain et anciennement connu est leur extrème différence de résistance, qui peut aller à elle seule jusqu'à produire l'accouchement prématuré, et quelquefois l'avortement (Jacquemier).

L'étiologie de la rupture prématurée est donc réduite à l'examen des circonstances dans lesquelles elle est plus fréquente, examen d'où découlent quelques données positives.

Ces circonstances dépendent de la mère ou du fœtus.

La mère est primipare ou a déjà eu des enfants. Ces grossesses antérieures favorisent-elles la rupture prématurée ? Le désaccord commence dès ce premier point.

Nœgelé[1], Stoltz[2], la considéraient comme plus spéciale aux primipares.

Ce dernier auteur ajoute même qu'elle est rare chez les multipares, parce que l'orifice se dilate facilement et se trouve souvent béant avant le commencement du travail.

La même opinion se trouve exposée dans la Thèse de Simoni, qui n'est pas sans manifester quelque surprise que, « chez les multipares, le col s'ouvrant de bonne heure, les membranes privées de support à ce niveau ne cèdent pas plus facilement » (pag. 471).

Dervillers, Garipuy, et avec eux MM. Tarnier et Chantreuil, attribuent au contraire la plus grande fréquence aux multipares. Cette divergence d'opinions pourrait peut-être sembler, au premier abord, peu favorable à l'importance de la distinction faite par ces auteurs. Garipuy ne donne d'ailleurs que la proportion de 149 multipares à 119 primipares (*loc. cit.*). Le percentage de nos observations semblerait confirmer cette idée. En effet, sur 926 ruptures prématurées, nous avons obtenu 524 multipares et 402 primipares, soit 409 multip. sur 314 primip., rapport qui équivaut à celui de 4/7 pour les multipares et 3 7 pour les primipares, et qui est le rapport normal.

Nous avons en effet relevé, sur 561 accouchements pris dans les années 1833, 1834 et 1875, le nombre de 247 primipares, qui donne la proportion de 3/7. Néanmoins, si l'on ne s'arrête pas aux apparences et si l'on pénètre dans le détail des chiffres, les proportions se modifient. Rien n'est plus fort qu'un chiffre, rien n'est plus difficile à diriger.

Si l'on divise, comme nous l'avons fait, le total des ruptures prématurées en trois séries, en se guidant sur le début du travail, on obtient les résultats suivants :

---

[1] Pag. 137.

[2] Stoltz; Nouv. Dict. de Méd. et de Chir. prat., tom. I, pag. 238. 1864.

	Primipares.	Multipares.
Ruptures avant tout travail...................	129	223
— au début du travail.................	132	188
— pendant les premières heures du travail.	141	112

Le nombre des primipares va donc en augmentant à mesure que l'on considère une époque plus avancée du travail, et celui des multipares à mesure que l'on s'en éloigne : fait que l'on peut interpréter en disant que la rupture est plus précoce chez les multipares. Le nombre de ces femmes étant plus grand avant le travail et à son début, il est naturel qu'il soit moindre plus tard.

Il ressort donc de cette discussion, outre la prédominance de la rupture prématurée chez les multipares, qui avait déjà été reconnue par plusieurs auteurs, la précocité de cette rupture prématurée chez ces mêmes femmes, précocité qui peut tenir à plusieurs causes : à l'ouverture plus prompte du col, comme le reconnaissait Stoltz ; à l'engagement plus facile et plus avancé de la présentation, que Cazeaux regardait comme l'un des faits coïncidant le plus souvent avec la rupture prématurée ; enfin à une résistance moindre des membranes.

L'examen du nombre des grossesses antérieures des multipares est un argument de plus en faveur de l'opinion que nous adoptons, que la fréquence de la rupture prématurée augmente avec elles.

Nous donnons d'abord un tableau indiquant la proportion du nombre des grossesses antérieures, calculé sur 7,076 observations, de 1827 à 1875.

Femmes qui en sont à leur :

1re grossesse...........	7149	soit	44/100
2 »	1943	»	27,4 »
3 »	657	»	9 »
4 »	391	»	5,5 »
5 »	293	»	4 »
6 »	228	﹜	3,2 »

7 grossesse	126	»	1,7/100
8 »	80	»	1,1 »
9 »	67	»	0,9 »
10 »	42	»	0,59 »
11 »	14	»	0,19 »
12 »	3	»	0,04 »
13 »			
14 »	3	»	0,04 »

Sur 515 multipares, dont le nombre de grossesses antérieures était noté, nous avons trouvé :

		Rupt. avant trav.	Au déb. du trav.	Dans les 1res h. du trav.		
259 femmes à leur 2e gross.:	118	83	58	soit	27/100
85 » 3 »	30	35	20	»	9 »
40 » 4 »	20	14	6	»	4,3 »
37 » 5 »	14	19	4	»	4 »
36 » 6 »	14	13	9	»	3,8 »
29 » 7 »	13	6	10	»	3 »
9 » 8 »	5	2	2	»	0,9 »
7 » 9 »	4	3			0,75 »
10 » 10 »	2	7	1	»	1 »
2 » 11 »	1	1			0,2 »
3 » 12 »	2	1			0,3 »
1 » 14 »			1	»	0,1 »
	222	184	111		

Il résulte, de la comparaison de ces tableaux, que pour un même nombre d'accouchements antérieurs la proportion des multipares, dans chacune des catégories du deuxième tableau, est quelquefois inférieure, mais de très peu, à celle du premier ; qu'elle l'emporte souvent de beaucoup ; que les 3 femmes qui ont eu 12 grossesses sont toutes les trois portées comme ayant perdu les eaux prématurément, et, vu l'extrême rareté de ces cas, le fait acquiert chez elles une grande fréquence.

Age. — L'âge des accouchées peut fournir quelques considérations intéressantes. Sans vouloir démontrer qu'il existe un âge d'élection pour la rupture prématurée des membranes, le tableau suivant nous semble de nature à démontrer que cet accident est plus fréquent chez les primipares âgées que chez les autres. Dans la première colonne, nous indiquons, en regard de l'âge, le nombre des primipares chez lesquelles la rupture a été prématurée ; dans la seconde, le nombre de celles chez lesquelles la rupture a été normale : nombre calculés, l'un sur 270, l'autre sur 272 cas.

Age.	Rupt. prémat.	Rupt. norm.
15 ans......................		3
16 »	2	2
17 »	4	11
18 »	20	20
19 »	17	23
20 »	21	36
21 »	24	26
22 »	36	41
23 »	20	26
24 »	18	17
25 »	32	18
26 »	17	9
27 »	20	15
28 »	11	6
29 »	5	1
30 »	10	8
31 »	4	1
32 »	3	2
33 »	3	1
34 »	3	1
35 »	2	1
36 »	2	1
37 »	3	1
38 »		2
39 »	1	
40 »		
41 »		
42 »		1

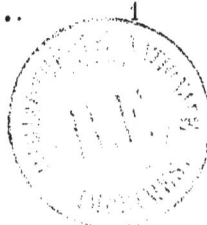

Tandis que, pour les primipares de la deuxième colonne, l'âge moyen est de 22 ans, pour celles de la première il est à peu près de 25.

TEMPÉRAMENTS. — Levret[1], parlant, dans son ouvrage, de la rupture prématurée des membranes au commencement du travail ou avant, disait « que cet accident, à quelques égards, arrive plutôt aux femmes qui sont fort grasses ou phlegmatiques, ou bien à celles qui sont très grosses, qu'à d'autres ». Un fait que nous devons à l'obligeance de M. le Dr Seux fils répondrait peut-être à cette manière de voir. Il s'agit d'une jeune dame un peu forte et grosse, enceinte pour la troisième fois, qui, 21 h. avant l'apparition des douleurs, en se baissant étant assise, se sentit tout à coup inondée. La partie était très élevée, on l'atteignait à peine ; le col avait à peine les dimensions d'une pièce de 50 cent. Ce n'est là qu'un fait isolé, que nous avons bien de la peine, nous l'avouons, à considérer comme venant à l'appui de l'opinion de Levret, à moins qu'on ne se contente de regarder l'embonpoint comme augmentant, par la difficulté du mouvement effectué, la pression momentanée sur des membranes dont la multiparité suffirait, à nos yeux, pour expliquer la plus faible résistance. Ce cas rentre alors dans celui des femmes grosses qui, à la suite d'une compression médiate ou immédiate de la matrice, perdent les eaux (Duparcque[2]); c'est un fait mécanique. Nous avons du reste parcouru les renseignements donnés sur le tempérament de 484 femmes : nous avons noté 201 fois une constitution robuste, une complexion forte, quelquefois sanguine ; 65 fois un tempérament assez fort, sans qu'il fût question d'embonpoint ; 86 femmes étaient plutôt faibles et délicates ; 38 anémiques, débilitées par la misère et les privations ; 67 lymphatiques ;

[1] Levret ; L'art des accouchements, pag. 100. Paris, 1766.
[2] Duparcque ; Histoire complète des ruptures et des déchirures de l'utérus, du vagin et du périnée. 1836.

34 nerveuses ; une bilieuse. On ne peut donc rien conclure de précis.

GROSSESSE GÉMELLAIRE.— La grossesse gémellaire est donnée comme cause de rupture précoce (Simoni). Elle doit agir à la manière de l'hydramnios ; mais nous ferons, à son égard, des réserves encore plus sévères, car, si nous en croyons nos observations, elle est au second rang dans l'étiologie.

Sur 926 accouchements, on compte seulement 9 grossesses doubles, une sur 104 accouchements, tandis que les imposantes statistiques de Veil[1] ont fixé la proportion moyenne à une sur 89. Il faut cependant tenir compte de l'influence variable des contrées, dont Dubois a montré l'importance, et qui porte pour la France la proportion des grossesses gémellaires à 1/92. Notre relevé, sur 7,081 observations, contenant 76 grossesses doubles, donne même pour Marseille 1/94. L'écart est encore assez marqué, mais, croyons-nous, il est susceptible d'une interprétation différente de celle qui paraît obvie. Bien loin de ne pas produire la rupture prématurée, la grossesse gémellaire se termine au contraire fréquemment avant terme : une fois sur trois (Dr Vayssettes) au septième ou au huitième mois, ce qui explique jusqu'à un certain point sa rareté relative au terme normal.

Nous résumerons ainsi ce que nous avions à dire relativement à la mère.

La rupture prématurée des membranes est *plus fréquente* et *plus précoce* chez les multipares, d'autant plus fréquente que le nombre des grossesses antérieures est plus grand.

Chez les primipares, elle semble se produire plus souvent chez celles qui sont âgées. Elle est indépendante du tempérament. Si la grossesse gémellaire et l'hydramnios ne sont pas souvent causes de ruptures prématurées dans les accouchements à terme,

[1] Veil; *Monatsch. für Geburt.* Bd. V, 1, 1256 ; V. Tarnier et Chantreuil.

c'est qu'ils produisent plus souvent encore l'avortement, ou tout au moins le part avant terme, la dernière étant aussi capable de retarder l'accouchement, par la difficulté de la rupture amniotique.

Les conditions pertinentes au fœtus dépendent de ses dispositions somatiques et de ses rapports avec l'utérus.

SEXE.— La statistique de Boudin, qui est d'après Joulin la plus complète qui ait été publiée sur la proportion relative des sexes, consacre la prédominance des naissances mâles, qui sont aux autres comme 106 est à 100 [1]. Le nombre des enfants venus au monde après rupture prématurée, offre une disproportion beaucoup plus marquée. Sur 912 naissances, il y a eu 505 garçons et 407 filles ; soit 1/9 en plus de garçons.

POIDS.— Le poids de ces enfants n'offre rien de particulier : il oscillait, suivant la normale, entre 3,000 et 3,500 gram.

PRÉSENTATIONS.— Il n'en est pas de même de la présentation et de la position du fœtus, dont l'influence semble manifeste dans certains cas bien déterminés.

Cazeaux croyait que la rupture prématurée coïncidait avec une présentation du sommet fortement engagé dans l'excavation [2].

M. Hubert (de Louvain) avait cru remarquer, au contraire, qu'elle survenait plus souvent dans les présentations du siége.

Cette opinion nous paraît plus conforme à l'ensemble des faits, et nous pensons que l'on peut dire d'emblée que la rupture prématurée est plus fréquente relativement dans les présentations pelviennes ou transversales (les présentations contre nature des anciens) que dans celles du sommet.

En effet, le sommet s'est présenté à notre observation, 878

[1] Voir Joulin, pag. 278.
[2] Cazeaux, pag. 283.

fois, soit 93 fois sur 100, au lieu de 97, qui est le chiffre adopté par Joulin comme la moyenne la plus certaine, d'après les statistiques réunies de Mme Boivin, Mme Lachapelle, Rieck, Merriman, Bland, Velpeau et Dubois.

> 609 fois l'occiput était à gauche et en avant ;
> 258 fois à droite et en arrière ;
> 2 fois en troisième position ;
> 6 fois en occipito-postérieure.

Nœgelé, sur 100 présentations du sommet, a trouvé 70 O. I. G. A. et 30 O. I. D. P., rapport qui cadrerait avec celui que nous donnons pour les cas particuliers de rupture hâtive. Cependant, en présence de l'importante statistique de Depaul qui roule sur 16,233 cas et qui contient 11,406 premières positions pour 2,009 secondes, on peut se demander si les chiffres de l'auteur allemand ne sont pas trop forts. Tout en croyant, d'après ce que nous avons pu voir pendant notre internat, que le nombre des secondes positions est plus grand qu'on ne le croit généralement, nous adoptons les conclusions de M. Depaul, qui rendent la proportion obtenue plus haut pour les cas de rupture prématurée un peu plus forte que la normale. Nous ajouterons que deux des secondes positions et une des premières étaient plutôt transversales.

Quant à l'opinion de Cazeaux, les détails que nous avons lus sur chaque observation ne nous permettent pas de l'accepter sans réserve. S'il est vrai que la tête est souvent engagée assez avant dans le petit bassin quand les membranes se percent prématurément, il est bien plus commun de voir que la partie est encore très élevée, et à cet égard, l'observation due à M. Seux, que nous avons relatée, nous paraît mieux représenter l'ensemble des faits.

M. Hubert (de Louvain) s'exprimait ainsi en 1869 sur les présentations du siège : « J'ai cru remarquer que la rupture

3

des membranes avant le travail survenait surtout quand l'enfant se présente par l'extrémité pelvienne et que l'orifice utérin est déjà entr'ouvert, comme cela se voit parfois chez les multipares. On comprend que, dans ces conditions, un pied appuyant sur le défaut de l'ouverture puisse produire la déchirure des enveloppes de l'œuf » (pag. 357).

Nous sommes à même d'appuyer par des chiffres importants cette judicieuse remarque clinique.

En effet, la présentation du siège, qui ne figure que 2,972 fois dans les statistiques réunies de Mme Lachapelle, Clarke, Collins, Merriman, Boër, Bland, P. Dubois, sur un total de 102,106 cas, s'est présentée 35 fois dans nos 926 accouchements, soit une fois sur 26, au lieu d'une fois sur 34, ou approximativement une fois sur 30 (Tarnier). Cette proportion doit paraître, en réalité, plus forte encore si l'on remarque qu'ici comme précédemment nous ne tenons compte que des accouchements à terme, tandis qu'il ressort des travaux les plus récents (Th. Vayssettes) qui confirment l'opinion ancienne, que le part est souvent hâtif dans les présentations du siège.

Nous croyons, pour notre compte, très plausible le mécanisme de la rupture indiqué par M. Hubert, dont nous retrouverons plus loin l'idée des mouvements actifs du fœtus reprise et systématisée par un accoucheur de Lyon.

Quant à l'état du col, nous résumons ci-contre 25 observations de présentations pelviennes fléchies ou défléchies à tous les degrés, où il y a eu rupture prématurée 11 fois avant le début du travail, 14 fois au début; 7 femmes seulement étaient primipares, 17 multipares.

ÉTAT DU COL DANS LES PRÉSENTATIONS PELVIENNES OÙ IL Y A EU
RUPTURE PRÉMATURÉE.

Primipares.

	Époque de la rupture.	Durée du trav.	État du col.
1. Pieds 1	1 h. avant trav.	7 h. —	à peine ouv., en arrière.
2. Pelvis 1	10 h. —	25 h. —	entr'ouvert.
3. Pelvis 1	1 h. —	4 h. 45 —	effacé, ouvert, pas dilaté.
4. Pelvis 1	24 h. —	12 h. 15 —	un peu long, ouvert.
5. Fesses 2	au début du trav.	12 h. —	à peine dilaté.
6. Pelvis 2	»	27 h. —	1^{cm}
7. Pelvis 1	»	9 h. —	2^{cm}

Multipares.

	Époque de la rupture.	Durée du trav.	État du col.
8. Pelvis 2. — 3e Gr. 10 av. trav.		25 h. —	entr'ouvert.
9. Pelvis 2. — 2 » 4 »		34 h. 30 —	»
10. Pelvis 2. — 2 » 24 »		34 h. —	pas dilaté.
11. Pieds 1. — 2 » 6 »		10 h. 30 —	un peu dilaté.
12. Pelvis 1. — 4 » 4 »		11 h. —	»
13. Pelvis 1. — 4 » 8 »		6 h. —	»
14. Pieds 2. — 2 » 33 »		3 h. —	4 à 5 lignes.
15. Genou — 6 au déb. du trav.		1 h. 30 —	dilat. presque complète.
16. Pelvis 2. — 2 »		11 h. —	1^{cm}, dilat.
17. Pelvis 2. — 2 »		9 h. —	2^{cm}, dilat.
18. Pelvis 2. — 3 »		3 h. —	bien ouvert, pas dilaté.
19. Pelvis 1. — 2 »		3 h. —	2^{cm}, dilat.
20. Pelvis 1. — 3 »		9 h. 15 —	ouvert, pas dilaté
21. Pelvis 2. — 4 »		18 h. —	1^{cm}, dilat.
22. Pelvis 1. — 4 »		22 h. —	»
23. Pelvis 1. — 2 »		4 h. 30 —	»
24. Pelvis 1. — 5 »		4 h. 30 —	2^{cm}, dilat.

La dilatation du col, quoique fréquente et presque complète
dans un de nos cas, ne semble donc pas indispensable à l'action
des pieds, qui d'ailleurs, par l'excitation répétée du col, n'est
pas étrangère non plus au début prématuré des contractions.

Nous avons relevé, dans notre statistique, 5 présentations de la face, dont une avec inclinaison malaire. La proportion est donc de 1 sur 187 au lieu de 250 (Tarnier), ou 204 (Mme Boivin, Mme Lachapelle, Boër, Killian, Merriman, Bland, Dubois).

L'augmentation relative est plus marquée encore pour les présentations du tronc, dont nous avons compté 15 cas : 9 pour l'épaule gauche, 6 pour la droite, ce qui rend leur nombre près de quatre fois plus considérable que sur le nombre total des accouchements (1/62 au lieu de 1/233, chiffre donné par les statistiques réunies de Mme Lachapelle, Mme Boivin, Clarke, Collin).

L'éloquence de ces chiffres en faveur de l'influence que les présentations anormales ont sur la rupture prématurée, semble se passer de commentaires. Ces chiffres nous semblent aussi en opposition avec l'opinion précitée de Cazeaux sur l'engagement avancé de la partie : car dans les présentations du siège, mais surtout du tronc, l'enfant reste en général longtemps élevé, ce qui permet à l'eau de s'accumuler dans la poche inférieure, de lui transmettre toute la force des contractions utérines qui la distendent et la font céder prématurément.

Nous n'insisterons pas sur la gravité de cet accident, reconnu de longue date, d'autant plus à redouter qu'il est plus fréquent. La partie ne descendant pas ou nécessitant une intervention manuelle pour franchir le canal utéro-vaginal, toute l'eau s'écoule, l'enfant reste à sec dans la matrice, la dilatation se fait lentement, et l'on comprend les justes alarmes de Capuron : « Que de difficultés alors pour l'accoucheur, surtout lorsqu'il a attendu longtemps après l'écoulement des eaux ! »

Nous ne laisserons pas de côté les positions sans faire remarquer que, malgré la perte abondante et hâtive de liquide, il n'est pas rare, non seulement de voir l'enfant exécuter sans peine son mouvement de descente et de rotation, qui est quelquefois très étendu, mais encore d'exagérer ce dernier temps de son expulsion, de telle sorte que sa position, d'abord bien reconnue pour être une première, par exemple de la tête ou du pelvis, se transforme ensuite, par un mouvement outré, en seconde.

Ainsi, trois présentations du sommet dégagées en seconde étaient occipito-postérieures au début.

L'une de ces femmes, primipare, eut 15 h. 15 de travail, et perdit les eaux 3 h. après le début.

L'autre était à sa 5ᵉ grossesse, perdit les eaux 18 h. avant le travail, qu dura 5 h. 15.

La 3ᵐᵉ était secundipare, perdit les eaux 25 h. avant le travail, qui dura 6 h. 15.

Nous pouvons citer, entre autres exemples de rotation exagérée:

4 cas de seconde position dégagée en première, deux multipares, deux primipares: l'une de ces dernières eut cependant un travail très long (50 h.) ; les eaux s'étaient écoulées 23 h. avant, le col était un peu rigide ; les douleur restèrent toujours faibles. On dut employer le forceps.

A-t-on méconnu la position au début du travail, ou bien s'est elle transformée ? C'est ce que nous ne saurions affirmer, tout en inclinant vers la première hypothèse.

Une première position s'est dégagée en seconde.

Primipare, 26 ans : rupture à la partie supérieure 5 h. avant le travail. 68 h. de douleur ; au début, col effacé, pas dilaté ; l'écoulement du liquide est continuel, la poche se reforme, sort de la vulve et éclate une heure seulement avant la parturition ; l'enfant, du sexe féminin, pèse 3,200 gram. et se porte bien.

Deux fois une troisième position s'est convertie en seconde ; voici dans quelles conditions :

12ᵉ grossesse, 44 ans, V. 3. rupture 2 h. avant le travail, à la partie supérieure ; le col est ouvert, pas dilaté, la partie haute : il s'écoule beaucoup d'eau, néanmoins la poche se reforme. Après une heure de travail, on est obligé de la rompre artificiellement à la partie inférieure. 1 h. 30 après, un gros garçon bien vigoureux est expulsé sans trop de difficulté ; on a noté l'enduit sébacé abondant qui le recouvrait.

2⁰ grossesse, 24 ans : rupture 2 h. avant le travail, qui dure 4 h., presque tout en fortes douleurs ; le col n'est pas dilaté au début. Garçon 3,150 gram.

Enfin, le mouvement outré s'est produit une fois dans des circonstances à peu près analogues pour une seconde position du pelvis dégagé en première.

CONCLUSIONS : 1° La rupture prématurée des membranes ne semble donc avoir que peu de relation avec le poids du fœtus, si ce n'est la prédominance des enfants du sexe masculin, dont l'expérience a consacré le volume plus grand ; 2° Elle a une fréquence relative dans les présentations autres que celles du sommet, surtout celles du pelvis et du tronc, et pour celles du vertex, dans les secondes positions ; 3° Elle ne semble pas incompatible avec des rotations étendues et des transformations de position.

La rupture prématurée des membranes n'a pas lieu toujours sur le même point : tantôt au centre de l'orifice, tantôt près du placenta et sur tous les points intermédiaires. Les anciens professaient, avec Capuron, Baudelocque, Dugès, qu'après la rupture, soit au moment de la violence du travail, soit au début des douleurs, la matrice était frappée d'une sorte d'inertie, et que les douleurs s'arrêtaient pendant un temps plus ou moins long. Quand la rupture a lieu pendant le travail, au centre, et que l'écoulement est assez rapide, « la matrice ne tarde pas à se relever de cette espèce d'inertie dans laquelle l'a plongée cette évacuation subite et se contracte ensuite avec plus de force qu'auparavant » (Baudelocque). Cette torpeur de l'utérus, par changement brusque et notable de son volume et de sa tension, s'explique facilement. Mais ces mêmes auteurs enseignaient que la rupture en un point éloigné, ne permettant qu'à une petite quantité d'eau de s'échapper à la fois « comme par exsudation », et laissant une poche se former à la partie inférieure, fait naître souvent, dans le travail, une espèce de langueur.

Un des faits dont nous avons parlé plus haut rentre dans cet ordre d'idées. La rupture s'étant faite 5 h. avant le travail sur un point élevé, il y eut un suintement continuel de liquide et le travail traîna pendant 68 h. Nous prélèverons néanmoins, sur ce que nous avons à dire plus loin, que sur 12 cas pris au hasard et rentrant dans les conditions indiquées ci-dessus, la durée du travail a été de :

4 h...................	19 h. 30
3 h...................	13 h. 30
22 h. 30................	12 h.
10 h...................	37 h.
4 h. 15................	9 h.
4 h...................	7 h.

chiffres qui ne sont pas, dans l'ensemble, excessifs.

Un fait qui nous a frappé et dont nous avons sous les yeux cinq exemples, c'est, au moment où une femme approche de son terme, l'apparition de quelques douleurs qui déterminent la rupture de la poche et leur cessation subite pendant un laps de temps qui peut se prolonger souvent très longtemps. Il semble que l'écoulement des eaux calme cette première tentative de travail. Nous ne citerons que le fait suivant, que nous a communiqué notre chef de service, M. Seux fils. Mme X... était au terme de sa troisième grossesse ; les deux premières avaient été normales. Elle fut prise dans la soirée de quelques douleurs de reins s'irradiant en ceinture, avec durcissement de l'utérus. A la troisième, la poche des eaux se rompit ; tout rentra dans le calme ; le travail ne reprit que 21 h. après, et le reste de l'accouchement fut régulier.

Dans une observation due à l'obligeance de M. le Dr Poucel, où la grossesse se prolongea 17 jours après la rupture des eaux, celle-ci avait été aussi accompagnée de quelques contractions douloureuses, et, dans ces cas, on ne put douter qu'il ne s'agît de liquide amniotique, car les parties fœtales devinrent plus manifestes, au fur et à mesure de l'écoulement.

On peut retirer, ce nous semble, un double enseignement de ce fait : que la rupture de la poche est bien due, comme le pensait Cazeaux, aux contractions des derniers temps de la grossesse, qui, pour l'ordinaire indolentes, prennent dans quelques cas un caractère plus marqué d'acuité ; — que la diminution de volume de l'utérus ou bien le contact adoucissant de l'eau arrête momentanément ses contractions. Étant donnée cependant l'efficacité des douches utérines pour les exciter, nous nous rejetterions sur la première hypothèse. Mais comment la concilier alors avec le fait qui a servi à Puzos de base à sa pratique ?

Quand les douleurs traînent après la rupture, il soulève la tête, fait écouler ainsi une nouvelle quantité d'eau, et la matrice reprend une énergie nouvelle. C'est une discussion que nous n'essayerons pas d'entreprendre.

II. DE L'INFLUENCE DE LA RUPTURE PRÉMATURÉE SUR L'ACCOUCHEMENT.

Cette partie du sujet est d'une importance majeure, et celle que nous venons de traiter n'en tire que de celle-ci. L'accoucheur doit-il regarder la perte prématurée comme indifférente, heureuse ou malheureuse ? Ce fait a-t-il des suites quelconques pour la mère ou pour l'enfant ?

I. SUR LA DURÉE DU TRAVAIL. — M. Garipuy, avons-nous vu, admet que la durée du travail est abrégée par l'écoulement prématuré des eaux, tandis que la plupart des accoucheurs anciens et modernes ont tous déclaré qu'elle était plus longue. La solution ne nous paraît unique ni générale ; elle dépend des cas. Tantôt au contraire, et nous en avons vu maints exemples dans notre relevé statistique, la femme souffre moins longtemps, le travail est manifestement plus court, quelquefois réduit à quelques minutes à peine.

Femme de 36 ans, 6ᵉ grossesse, à terme. Présentation du sommet ; la rupture a lieu 8 h. avant les douleurs; le col était épais, presque effacé, pas ouvert ; les douleurs se déclarent : demi-heure après, elle met au monde un garçon de 3,400 gram.

Tantôt au contraire, et nous ajouterons, plus souvent, on retrouve les descriptions devenues classiques de travail laborieux ; les contractions deviennent incessantes, spasmodiques et sans effet ; la femme souffre, se tord sous les douleurs, et la partie n'avance pas ; le col reste fermé.

Nous en observions récemment un exemple à la clinique, chez une primipare, à terme, qui avait perdu les eaux 6 h. avant le début du travail ; le corps était tout ramolli, presque effacé. Les douleurs commencèrent à 1 h. du matin ; l'écoulement était constant. A midi, la dilatation était à peine égale à une pièce de 1 fr., la tête n'appuyait pas, malgré des douleurs continuelles. Il semble dans ces cas qu'elles perdent en force ce qu'elles gagnent en durée : elles énervent la femme sans produire de résultats utiles. Notre femme n'accoucha qu'à 4 h. du matin, après 27 h. de travail : l'enfant présentait une tumeur volumineuse, mais se portait bien.

Dans d'autres cas, le travail se suspend tout à fait ; la matrice tombe dans la langueur dont parlait Baudelocque.

Privée de son agent de dilatation, elle semble épuisée par l'inutilité de ses efforts, le col retombe sur lui-même, et ce n'est souvent qu'après un temps assez long que les contractions reprennent.

Voici du reste les résultats que nous avons retirés de nos recherches statistiques.

Les cas sont toujours divisés en trois séries : Ruptures avant le début du travail ; — ruptures au moment du début ; — ruptures pendant les premières heures du travail.

Nous commencerons par l'étude des faits de la troisième catégorie, qui se rapprochent le plus de l'état normal par la conservation momentanée de la poche des eaux.

1° 113 multipares ont eu en moyenne un travail de 16 h. 30. — La rupture s'était faite, en général, 2 h. après le début des douleurs, dans une période de temps qui varie entre un quart d'heure et 11 h. pour un travail de 18 h. ; 12 h. pour un travail de 35 h.

La durée moyenne, pour 141 primipares, a été de 19 h. 50 ; la poche a persisté en moyenne 2 h. 50 ou 3 h. après le commencement du travail, mais s'est souvent rompue un quart d'heure après;— d'autres fois :

12 h. après, le travail ayant duré 24 h. le col $= 1^{cm}$ au moment de la rupture.

22	»	»	28	»	$= 2^{cm}$	»
26	»	»	50	»	$= 5^{cm}$	»
11	»	»	27	»	$= 0^e$	»
14	»	»	26	»	$= 3^{cm}$ au moment de la rupture et retombe.

2° La rupture s'étant faite 188 fois au début du travail chez des multipares, la durée moyenne de celui-ci a été de 14 h. 30, et de 18 h. 30 pour 132 primipares. Les limites extrêmes ont été : pour les premières : 10 m. et 83 h. ; pour les secondes: 2 h. et 8 jours ; on trouve une dizaine d'accouchements qui n'ont duré que 3, 4, 6 h.

3° Sur 224 multipares, l'ouverture des eaux a précédé le début du travail d'une période moyenne de 18 h., variant entre 30 m. et 13 jours, 18 jours ; la durée du travail a eu une moyenne de 9 h. 30 (de 30 m. à 50 h.).

Pour 129 primipares, le laps de temps écoulé entre la rupture et le travail a été à peu près de 13 h. (30 m. à 4 jours et 13 h.) — et le travail a duré en moyenne 14 h. 30 m., variant entre 2 h. et 101 h.; — cinq fois il n'a pas dépassé 5 h.

L'importance de ces chiffres nous engage à les résumer sous forme de tableau.

DURÉE DU TRAVAIL DANS LES CAS DE RUPTURES PRÉMATURÉES.

Multipares.

Moment de la rupture.	Durée moyen. du trav.	Limites extrêm.
1. — 2 h. environ après le début du travail.	16 h. 30	
2. — Au début du travail.	14 h. 30	
3. — 18 h. environ avant le travail (15 m. — 13 jours. — 18 jours.)	9 h. 35	30 m. — 50 h.

Primipares.

Moment de la rupture.	Durée moyen. du trav.	Limites extrêm.
2 h. 50 ou 3 h. apr. le début du travail.	19 h. 30	
Au début du travail.	18 h. 30	
13 h. environ avant le travail.	14 h. 30	2 h. à 101 h.

Pour se fixer d'abord sur les résultats absolus de ce tableau, il faut les comparer avec ceux que l'on donne comme normaux. Les auteurs diffèrent beaucoup dans leur appréciation de la durée du travail, qui varie tant avec les différences individuelles. Tandis que Mme Lachapelle l'estime à 3 h. ou 6 h., Merriman le porte à 15 h. Si l'on accepte, comme l'expression de la majorité des faits, les chiffres 10 h. à 12 h. donnés par Mawsell, Churchill, Cazeaux, ou un peu moins d'après Collins, ou reconnaîtra que le fait saillant du tableau est un allongement du travail. Il faut néanmoins faire large part aux cas particuliers, nombreux ici plus que partoutailleurs : les moyennes sont souvent trompeuses et ne servent qu'à tracer les grandes lignes ; il ne faut pas trop exiger d'elles. Ce qui le prouve, c'est que, suivant la judicieuse remarque de Cazeaux, même dans les conditions les plus normales, une fois sur 5 le travail peut ne se terminer qu'au bout de 15 h., 18 h. et même 20 h., sans le moindre préjudice pour la mère et pour l'enfant.

L'examen comparatif des chiffres du tableau fait constater un fait qui peut paraître étrange au premier abord : c'est la décroissance graduelle et simultanée dans les deux colonnes de la durée du travail, à mesure que l'on s'éloigne du moment de la rupture physiologique. En d'autres termes et en restant toujours dans les généralités, le travail serait d'autant moins long que la rupture s'est faite plus tôt, et cela chez les primipares comme chez les femmes qui ont eu des enfants.

L'explication de ce paradoxe, à première vue, se trouve, à notre sens, dans l'existence d'un fait réel qui est signalé dans la Thèse de M. Simoni, et auquel on n'a peut-être pas accordé jusqu'ici toute l'importance qu'il mérite. L'écoulement continu de liquide amniotique n'est pas sans action sur le tissu utérin et sur les voies maternelles. Tandis que dans les conditions normales il vient se mêler en petite quantité et par transsudation, comme Baudolocque l'avait pressenti, et comme MM. Tarnier et Chantreuil l'ont démontré, aux sécrétions du col et du vagin, pour humecter et ramollir les parties, dans les cas de ruptures prématurées, son écoulement étant plus facile, sa quantité plus considérable, son action doit être plus pénétrante. L'imbibition et le ramollissement du col se font peu à peu sous l'influence de cette irrigation tiède, continue, ou revenant par jets intermittents dont la température, évaluée par Gardien à 30° ou 31°, ne s'abaisse jamais au-dessous de 29° (pag. 178). Tandis que l'exhalation du liquide amniotique, quoique réelle, est assez peu considérable pour avoir échappé à des accoucheurs tels que M. Peu, et même Velpeau, la perte par rupture est souvent assez abondante pour inonder la femme, refroidir ses parties extérieures, que Gardien recommandait de bien sécher et tenir chaudes.

Si le col et les parties vagino-périnéales sont assez préparés pour céder facilement à la pression de la tête, quand les contractions utérines viendront à la pousser contre elles, on conçoit que l'expulsion du fœtus se fasse rapidement et que le travail soit plus court; si au contraire le col ne se ramollit que peu ou point; s'il résiste et se raidit au contact inégal et irritant de la partie, alors non-seulement le travail ne sera pas plus court, mais il sera d'autant plus allongé que la nature est privée à la fois de tous ses moyens adjuvants de dilatation. Il ne lui reste plus que les contractions des fibres longitudinales de l'utérus, dont l'action est mise en évidence par ces faits, comme le remarque M. Hubert, mais dont l'action est beaucoup plus lente et moins efficace.

C'est ainsi que, dans certains cas, la nature se suffit à elle-même, et par un procédé plus simple que celui que proposait Hugenberger. Cet auteur, ne considérant que la disparition de la vessie dilatante formée par les eaux, avait cherché à la remplacer par une vessie distendue de liquide, comme celle dont on se sert pour provoquer l'accouchement. Il est inutile d'insister sur les difficultés pratiques de ce système.

On se demande plutôt si l'on ne contribuerait pas mieux à favoriser le *modus agendi* de la nature en faisant de fréquentes injections tièdes, dans les cas de lenteur du travail et rigidité du col après rupture prématurée des membranes.

Les grands bains et les bains de siège, auxquels on a souvent recours dans cette occurrence, ont certainement en plus l'avantage d'agir sur l'état général de la femme et de modérer l'éréthisme nerveux ; mais le contact de l'eau n'est qu'intermittent et n'a pas la même efficacité que le suintement dû à la rupture de la poche, que l'on imiterait mieux, ce nous semble, par l'injection fréquente d'eau tiède.

Les anciens prenaient grand soin, quand la femme avait rendu les eaux un peu tôt, de réparer, comme dit Deventer, la perte de leur avantage en frottant largement les parties avec de l'huile. Mais ils n'agissaient pas sur le col avec efficacité.

Quoi qu'il en soit, l'accouchement est plus court dans les conditions qui favorisent cette pénétration des tissus, et ce n'est pas une petite preuve en faveur de l'action de cette pénétration.

C'est ainsi que les multipares, dont le col et le périnée ont

déjà cédé à des accouchements antérieurs, accoucheront plus
vite que les primipares; c'est ainsi que nous croyons aussi pouvoir expliquer le fait qui se dégage de notre tableau : l'accouchement d'autant plus court que la rupture s'est faite plus
loin du moment physiologique. L'écoulement du liquide a été
plus long, la préparation du col s'est faite de plus longue main ;
et quoique souvent au début du travail il ne reste plus d'eau,
comme nous l'avons vu signalé trois fois, l'expulsion se fait très
vite : d'autant plus vite que l'utérus, excité par les parties angu-
leuses du fœtus, se contracte plus énergiquement.

La rupture à la partie supérieure favorisera encore ce genre
d'accouchement en modérant la quantité d'eau qui sort à chaque jet et ne la laissant écouler que par surverse et peu à peu.

Mais au contraire, que le travail soit imminent ou que les
douleurs aient commencé, que la jeune femme soit primipare,
que la poche se rompe au centre ou tout près de l'orifice, que la
partie encore élevée laisse un libre cours au liquide, et l'état
des choses sera aussi défavorable que possible.

C'est ainsi qu'elles se présentent quand, par des manœuvres
indiscrètes, on vient à rompre avec intention ou accidentellement
les membranes au début du travail.

A en croire tous les accoucheurs du xviie, xviiie et même du xixe
siècle, cette pratique devait avoir cours dans le vulgaire.

« Quelques-uns, dit Denman, touchés par les tourments et
détresse des femmes, ou pressés par des amis, ou poussés par
leur propre impatience, rompent prématurément les membranes, pour hâter le travail, et leur espoir est bien déçu, car ils
l'allongent» (pag. 405).

Si cette pratique fâcheuse est tombée en désuétude, on le doit
sans doute aux foudres que lui ont lancées tour à tour, dans leurs
écrits, Mauriceau, de la Motte, Capuron, Gardien, Denman et tant
d'autres. Nous n'ajouterons qu'une chose avant d'en venir à
l'étude des faits : c'est qu'à notre avis, la rupture prématurée

allonge plus souvent qu'elle ne raccourcit le travail, les conditions favorables à l'action de ce que nous appellerons volontiers l'*agent accessoire de la dilatation* ne se trouvant pas toujours réunies.

Nous avons donné, dans le tableau suivant, pour les primipares et pour les multipares : d'abord toutes les ruptures les plus prématurées, celles qui dépassent la moyenne, et en regard de chaque cas la durée du travail qui lui corrrespond ; puis, parmi les ruptures les moins hâtives, celles qui ont été suivies du travail le plus long.

Nous empruntons quelques cas aux Thèses de MM. Garipuy et Simoni.

I. — PRIMIPARES.

Le laps de temps moyen écoulé entre la rupture et le travail = 13 h.
La durée moyenne du travail = 14 h. 30.

1° LAPS DE TEMPS LONGS.

Laps de temps écoulé entre rupt. et trav.	Durée du trav.	Laps de temps écoulé entre rupt. et trav.	Durée du trav.
23 h.	11 h.	24 h.	24 h.
4 j. + 14 h.	8 h.	1 j. + 4 h.	8 h. 30
24 h.	12 h. 45	25 h.	21 h.
16 h.	18 h.	1 j.	10 h.
1 j. + 11 h.	6 h. 30	17 h.	12 h. 30
2 j.	11 h.	1 j. + 7 h.	9 h. 30
1 j. + 22 h.	21 h.	1 j.	12 h.
17 h.	22 h. 30	1 j.	10 h.
1 j. + 4 h.	18 h. 30	1 j. + 22 h.	5 h.
2 j.	16 h.	23 h.	50 h.
3 j.	22 h. 30	2 j.	22 h.
2 j. + 20 h.	6 h.	36 h.	7 h. 30
3 j.	16 h. 30	43 h.	18 h.
24 h.	4 h.	26 h.	5 h. 30
2 j. + 19 h.	23 h. 30	2 j.	4 h.
20 h.	5 h. 45	4 j.	7 h.
4 j.	25 h.	2 j.	6 h.
17 h.	5 h. 30	2 j.	8 h.
23 h.	7 h.	18 h.	4 h.
17 h.	13 h. 30	2 j.	4 h.

2º LAPS DE TEMPS COURTS.

Laps de temps écoulé entre rupt. et trav.	Durée du trav.	Laps de temps écoulé entre rupt. et trav.	Durée du trav.
1 h.	7 h.	6 h.	42 h. 30
3 h.	8 h.	2 h.	18 h. 30
4 h.	27 h.	2 h.	23 h.
1 h.	12 h. 30	12 h.	48 h.
7 h.	24 h.	3 h.	4 j. + 5 h. 30
7 h.	23 h. 30	2 h.	23 h.
3 h.	16 h. 15	1 h.	20 h.
4 h.	8 h. 30	4 h.	17 h.
3 h	18 h. 30	30 m.	14 h. 30
6 h.	24 h.	30 m.	23 h. 30
30 m.	28 h.	2 h.	39 h.
5 h.	25 h.	3 h.	16 h. 45

II. — MULTIPARES.

Le laps de temps moyen écoulé entre la rupture et le travail est de $=$ 18 h.
La durée moyenne du travail $=$ 9 h. 35.

1º LAPS DE TEMPS LONGS.

2 j. + 1 h.	9 h.	1 j. + 19 h.	11 h. 15
2 j. + 11 h.	11 h.	21 h.	2 h. (Simoni)
31 h.	2 h.	18 j.	6 h.
4 j. + 8 h.	21 h.	29 h.	12 h. 30
28 h.	30 m.	25 h.	2 h.
2 j.	7 h. 15	23 h.	17 h.
22 h.	1 h.	1 j. + 5 h.	17 h.
26 h.	6 h.	36 h.	5 h. 30
2 j. + 12 h.	3 h. 15	22 h.	2 h. 30
27 h.	5 h.	2 j. + 17 h.	10 h. 15
20 h.	13 h. 15	2 j.	8 h. 45
1 j. + 11 h.	34 h. 30	19 h.	7 h. 45
1 j. + 8 h.	25 h. 15	1 j.	6 h. 30
25 h.	6 h. 15	2 j. + 21 h.	4 h. 15
21 h.	3 h.	1 j. + 11 h.	14 h. 30
2 j. + 8 h.	16 h. 45	1 j. + 16 h.	19 h. 15
1 j. + 3 h.	3 h. 15	25 h.	21 h. 15
1 j. + 20 h.	23 h.	20 h.	14 h.

21 h.	7 h.	2 j.	4 h. (Simoni)
2 j.	16 h.	3 j	2 h. »
19 h.	6 h.	6 j.	7 h.
33 h.	3 h.	29 h.	11 h.
67 h.	1 h. 2 (Garipuy)	3 j. + 14 h.	3 h.
1 j. + 11 h.	8 h. 15	2 j. + 10 h.	11 h.
26 h.	12 h.	25 h.	6 h. 15
2 j. + 8 h.	4 h.	37 h.	11 h. 15
2 j. + 21 h.	6 h. 45	2 j.	10 h. 15
22 h.	5 h.	1 j. + 6 h.	12 h. 15
2 j.	3 h. 30	1 j. + 6 h.	10 h.
4 j. + 5 h.	4 h.	27 h.	6 h.
6 j. + 12 h.	10 h. 30	1 j. + 12 h.	3 h.
13 j.	16 h.	1 j.	9 h.
17 j.	6 h.	1 j.	34 h.
20 h.	4 h.	20 h.	10 b. 15
21 h.	5 h. 30	1 j. + 1 h.	11 h.
20 h.	21 h.	27 h.	8 h.
1 j. + 11 h.	14 h. 45	20 h.	8 h.
2 j.	19 h. 30	1 j.	4 h. 30
1 j. + 7 h.	3 h. 15	48 h.	5 h. (Garipuy)
2 j. + 11 h.	10 h. 45	28 h.	5 h. 30 (Simoni)
21 h.	2 h. 30		

2º LAPS DE TEMPS COURTS.

2 h.	4 h.	2 h.	16 h.
8 h.	4 h.	9 h.	47 h. 30
13 h.	4 h. 45	30 m.	17 h.
6 h.	16 h. 30	4 h.	14 h. 45
1 h.	14 h.	1 h.	21 h. 30
2 h.	39 h. 30	7 h.	50 h. 30
7 h.	8 h.	2 h.	41 h. 30
10 h.	25 h.	7 h.	36 h.
9 h.	14 h.	2 h.	28 h.
5 h.	9 h. 30	9 h.	21 h. 45
2 h.	37 h.	4 h.	18 h.
1 h.	6 h. 30	2 h.	26 h.
7 h.	29 h.	2 h.	2 h. 15
4 h.	34 h. 30	1 h. 45	22 h. 15

Malgré les exceptions, dont il faut toujours tenir compte, on voit donc que l'ensemble des faits justifie assez bien ce que nous avions avancé. Nous ne voyons aucune utilité à dissimuler les cas particuliers, qui ne cadrent pas avec les lois que l'on cherche à reconnaître. Les exceptions, dit-on, confirment la règle ; elles portent au moins, en elles, un enseignement dont il faut savoir ne pas se priver et dont l'on reconnaît tôt ou tard l'importance.

Nous avons dit que le travail, après la rupture prématurée, était plus long, non-seulement parce qu'il marche moins vite, mais aussi parce qu'il est exposé à de véritables interruptions.

Ces arrêts se sont manifestés trois fois sur des femmes dont les membranes s'étaient rompues peu après le début du travail ; deux étaient multipares : chez l'une (présentation du pelvis), l'arrêt dura 1 h.; chez l'autre (présentation du tronc), il se prolongea pendant 12 h., et chez la primipare (vertex), 48 h.

Ils se sont produits deux fois dans des cas où la rupture avait coïncidé avec l'apparition des douleurs, et deux fois dans des cas qui sont cependant plus nombreux, où la perte des eaux a précédé le travail. Il s'écoula, dans un de ces faits, quatre jours et huit heures avant le travail, puis les contractions se suspendirent pendant 5 h. Dès que la dilatation fut complète, on donna du seigle ergoté et on appliqua le forceps. Dans l'autre travail, qui ne dura que 7 h.15, la femme, qui était à sa cinquième grossesse, avait perdu les eaux 2 h. avant, et les douleurs cessèrent tout à coup pendant 5 h. L'enfant vécut, comme du reste dans les autres cas.

Quand le travail s'est établi depuis longtemps avant l'arrêt des douleurs, quand il y a eu lutte prolongée, on comprend la fatigue du muscle utérin, son inertie par épuisement et son repos. Mais dans les cas comme le dernier que nous venons de mentionner, où le travail remonte à peine à une heure, on conçoit plus difficilement qu'il soit à bout de forces, surtout chez une femme robuste et qui avait eu plusieurs grossesses.

Nous ne nous hasarderons pas à chercher une explication à ce phénomène. Ne pourrait-on pas cependant, sans forcer les analogies, le rapprocher des cas dont nous parlions plus haut, où la rupture très prématurée est produite par quelques douleurs qui s'arrêtent dès que l'eau s'écoule ? Pourrait-on y voir une sorte d'action sédative du liquide ? Nous n'osons pas même émettre cette idée comme une hypothèse, ni à plus forte raison lui chercher des arguments que nous ne nous sentons pas capables de trouver.

46 fois on dut recourir au forceps pour terminer l'accouchement.

Une fois, dans une présentation du pelvis, — on a pris soin de noter que le bassin était bien conformé, — il fallut même employer les crochets mousses pour dégager la tête ;

Une fois, dans une présentation de l'épaule : version, forceps, tout fut inutile. La femme mourut pendant le travail.

D'autres cas sont des présentations du sommet, qui cinq fois étaient inclinées et deux fois occipito-postérieures; mais le plus souvent c'est sur des primipares (35 pour 11 multipares) dont l'utérus, épuisé par un travail long, n'a plus la force de dilater les parties molles et laisse la tête, soit dans l'excavation, la rotation à demi faite, soit au détroit inférieur; on n'eut qu'une fois à chercher la tête au détroit supérieur.

Pour être modifié dans sa durée par la rupture prématurée de la poche, le travail l'est-il aussi dans sa forme, comme le pensait de la Motte ? L'observation qu'il a vue porterait à le croire. — Une dame perdit les eaux cinq jours avant d'avoir le mal d'enfant. Elle eut un travail de cinq grosses heures, malgré l'introduction d'huile : « au lieu que deux ou trois douleurs de la nature de celles que cette femme souffrait, l'auraient fait accoucher » (chap. V, liv. 2, pag. 206).

La pression directe de la tête sur le col, la dilatation toujours plus difficile de cet organe, peuvent expliquer l'angoisse et les douleurs plus fortes de la femme ; nous n'avons pas de renseignements suffisants sur ce point.

Ce qu'il y a de certain, c'est qu'à la suite de l'écoulement entier des eaux, la sécheresse des parties les prédispose à être blessées par le contact prolongé du fœtus. Les inflammations consécutives, les mortifications et les fistules secondaires, doivent être plus fréquentes. C'est l'opinion qu'émet M. Weber : « Dans les couches sèches, les parties molles sont fort exposées à être lésées ».

Mais ici encore notre relevé statistique est muet, les femmes n'étant pas suivies assez longtemps dans les Maternités pour que l'on connaisse les suites éloignées des couches.

Nous avons noté un cas de métrite, plusieurs cas de péritonite puerpérale, mais à une époque où une épidémie de cette nature sévissait à la Maternité et qui est une cause bien plus influente de la maladie que la rupture prématurée des membranes.

Conclusions.— Nous dirons, pour nous résumer :

1° Que cette rupture prématurée de la poche allonge en général la durée du travail ;

2° Que dans certains cas, l'écoulement graduel et assez prolongé du liquide amniotique peut ramollir et rendre suffisamment dilatables le col et les parties molles, pour que la présentation ait peu de peine à les franchir ; dans ce cas, le travail est abrégé, surtout chez les multipares. Nous réservons volontiers à ce mécanisme le nom d'*agent accessoire de la dilatation*;

3° Que ce dernier fait explique comment le travail peut être d'autant plus court que la rupture, arrive plus loin de son moment physiologique.

Influence sur la vie de l'enfant. — Le second grief que les anciens reprochaient à la rupture hâtive des membranes était de compromettre la vie de l'enfant.

Ce que nous avons dit de son influence sur la marche du travail peut faire prévoir ce qu'il nous reste à dire, car tout ce qui trouble le cours régulier de la parturition menace directement l'enfant.

Capuron et Gardien redoutaient beaucoup, dans ces cas, la compression inégale et directe des parties fœtales ou du cordon, qui devient alors rapidement mortelle. D'autre part, M. Roulin concluait en 1870, d'observations nombreuses recueilles à la Clinique d'accouchements de Paris et des faits publiés avant lui, que la rupture prématurée n'offre de danger pour la mère et pour l'enfant que dans les présentations anormales ou dans les vices de conformation, ou bien quand la femme est loin de terme parce qu'elle provoquera sans doute une fausse couche.

Le premier fait qui frappe l'observateur, dans les parturitions après rupture prématurée des eaux, c'est la fréquence de la bosse sanguine, fréquence naturelle. puisque la partie n'est plus soutenue, et fréquence qui semble s'accroître à mesure que la rupture, tout en étant prématurée, se rapproche du moment où elle cesserait d'être anormale. Tant il est vrai que c'est dans ces conditions que l'accouchement est le plus défavorable. Ainsi, on la trouve signalée :

133 fois sur 255 cas de rupture pendant les 1res heures du travail.
155 » 320 » au début du travail.
166 » 360 » avant le début du travail.

On la trouve donc dans plus de la moitié des cas de la première série, dans la moitié de ceux de la seconde, dans moins de la moitié de ceux de la troisième.

Le céphalœmatome offre tous les degrés de développement ; mais le travail étant en général plus long que la moyenne, il présente souvent de grandes proportions, s'étendant sur plusieurs os, simulant au toucher la tête postiche ou surajoutée (*caput succedaneum* des Allemands).

C'est dans un cas de ce genre, consigné en 1831, qu'une présentation du pelvis donna lieu à une méprise, qui ne fut pas d'ailleurs de longue durée. — Les membranes étaient rompues depuis quelque temps, la présentation était arrêtée dans l'excavation ; les parties génitales de l'enfant, qui était d'ailleurs du sexe masculin, étaient tellement tuméfiées et tendues, que l'on crut de prime abord à l'existence de la poche des eaux poussée par les contractions.

Schwartz, Litzman, Olshausen, disent qu'une légère bosse sanguine peut se former avant l'écoulement du liquide amniotique[1]. Le fait doit être très rare, puisque, aux yeux de Duncan, quoique possible, il n'est p as encore démontré. Budin en a cependant rapporté un cas.

Outre la production d'une tumeur dont les suites sont si bénignes que ces extravasations sanguines ne constituent pas un accident, nous croyons, avec Caparon et Dervilliers, aux dangers réels que peut courir l'enfant, tout en reconnaissant que le premier auteur en a exagéré la fréquence.

Le dénombrement le plus sommaire des 937 enfants dont l'état était indiqué, nous a donné la proportion de 1 mort-né sur 12,5, soit 73 en tout : proportion forte, puisque Collins ne donne que 1/28 pour l'ensemble des accouchements.

29 sont mort-nés, la rupture s'étant faite dans les 1res heures du trav.
24   »   »   au début du travail.
20   »   »   avant le travail.

Le nombre total des enfants nés dans chacune de ces séries étant de 254, 320, 352, la proportion des mort-nés est représentée pour chacune d'elles par les chiffres de 1 sur 5, 1 sur 13, 1 sur 17,6 ; 27 étaient des premiers nés, 46 étaient issus de multipares.

Plus souvent les enfants, sans perdre la vie étaient seu-

[1] Voir Duncan, pag. 246.

lement plus ou moins profondément asphyxiés. Par des soins immédiats et prolongés (un enfant n'est revenu qu'au bout d'une heure), on a pu faire reprendre à leurs fonctions leur cours normal; mais abandonnés à eux-mêmes, ces enfants auraient sans doute péri. Le nombre des enfants issus de primipares redevient plus nombreux.

18 sont nés, la rupture ayant eu lieu pendant les 1res heur. du trav.
30 » » au début du travail.
$\underline{22}$ » » avant le travail.
70

Les enfants issus de multipares sont au nombre de 62 :

12 nés, la rupture ayant eu lieu pendant les 1res heures du travail.
26 » » au début du travail.
24 » » avant le travail.

On trouve encore, pour les primipares, 18 enfants nés un peu violacés, sans que l'asphyxie ait compromis leur vie, et 21 pour les multipares.

Sur 926 accouchements après rupture prématurée des eaux, nous trouvons donc 215 enfants dont la santé a été plus ou moins fortement touchée : soit 1 sur 4,3.

Il faut maintenant pénétrer dans le détail de ces observations pour en dégager, s'il est possible, la part qu'on peut imputer à la rupture prématurée.

Une fois éliminées, les causes diathésiques et autres, telles que la syphilis, qui expliquent à elles seules le mauvais état de l'enfant, les causes d'asphyxie qui sont le plus souvent notées, sont la procidence du cordon et la lenteur du travail.

PROCIDENCE DU CORDON. — La procidence du cordon à la suite de rupture prématurée a été signalée par MM. Roulin, Weber, Simoni, Dervilliers, Garipuy. Mais ce dernier auteur l'a rencontrée rarement : 2 fois sur 208 observations, et l'un de ces cas

était-il peut-être compliqué de rétrécissement du bassin.
Simoni (de Lyon) l'a au contraire observé fréquemment, 4 fois
sur 80 cas. Nos recherches nous permettront d'adopter un moyen
terme qui se rapprochera sans doute plus de la vérité. Cet
accident grave s'est produit 18 fois à la Maternité de Marseille,
après rupture prématurée des membranes.

5 fois chez des primipares, 13 fois chez des multipares; 11 fois
le sommet se présentait ; mais comme il y avait dans l'un de ces
cas insertion vicieuse du placenta, dont l'influence sur la chute du
cordon est bien connue, nous l'éliminerons; 2 fois la présentation
était transversale, 2 fois il y avait présentation des pieds, 1 fois
des genoux, et 1 fois du pelvis.

Nous devons à l'obligeance de notre chef de service, M. le D^r
Seux fils, un cas de procidence du cordon chez une multipare,
au moment de la rupture des eaux, 6 h. avant le travail

M. le professeur Magail et M. Seux, inquiets pour la vie de
l'enfant, donnèrent, dans l'après-midi, de l'ergotine pour éveiller
les douleurs et hâter la dilatation. Le travail commença en effet ;
dès que le col le permit, 4 ou 5 h. après, on appliqua le forceps ;
mais l'enfant avait déjà cessé de vivre.

Nous avons donc par devers nous 18 faits de procidence du
cordon qui se répartissent ainsi :

> 6 fois la rupture avait précédé le travail
> 7   »   se fit au début du travail
> 5   »   le travail était commencé.

La fréquence absolue de ce redoutable accident serait donc,
d'après nos recherches, cinq à six fois plus grande dans les conditions que nous étudions que dans les accouchement ordinaires.

Churchill a en effet fixé la proportion moyenne à 1 sur 232,
et nous obtenons 1 sur 52, proportion à laquelle nous sommes
d'autant plus porté à ajouter foi, que les trois statistiques pré-
cédentes réunies donnent encore 1 sur 52.

La fréquence relative du prolapsus du cordon paraît d'autant plus grande que la rupture est plus précoce ; l'écoulement de l'eau étant plus long et la partie moins engagée, une anse aura plus de chances d'être entraînée. La gravité de l'accident doit être aussi plus grande, puisque la compression sera plus longue. La procidence peut cependant ne pas toujours coïncider avec le premier écoulement des eaux : dans quelques cas de rupture à la partie supérieure, la poche se reforme au-dessous et empêche une irruption du liquide. Mais quand cette seconde poche se rompt, l'accident peut se produire. Tel est le cas rapporté le 15 avril 1850, dans lequel on fut cependant assez heureux pour réduire l'anse prolabée et sauver l'enfant.

Une autre fois, l'anse était à peine engagée sur les côtés de la tête, contre laquelle elle était restée appliquée avec une main ; les trois parties sortirent ensemble, sans inconvénient pour l'enfant.

Dans un troisième cas : Femme à sa sixième grossesse ; rupture des membranes 4 h. avant le travail. Procidence complète ; l'enfant ne mit que 5 h. à franchir les voies maternelles et, malgré une asphyxie avancée, put être rappelé à la vie.

Sauf ces trois cas, tous les autres ont été suivis d'une issue funeste, c'est-à-dire cinq enfants sont morts sur six, proportion qui confirme bien les graves dangers que court l'enfant.

PROCIDENCE DES MEMBRES. — Dans la rupture prématurée des membranes, à la partie inférieure, les conditions physiques sont si favorables à l'entraînement des parties fœtales, par l'eau, que la procidence n'est pas seulement fréquente pour le cordon, mais aussi pour toutes les parties mobiles du fœtus (pieds ou mains), comme le signale du reste M. Roulin, et comme nous l'avons observé nous-même.

Nous avons trouvé dix-sept cas de procidence des membres, ce qui donne une proportion de 1 sur 55, à peu près équivalente à celle de la procidence du cordon.

Dans ces dix-sept cas, il s'agit de la procidence d'une ou des deux mains ; une seule fois, chez une secundipare, le pied gauche fut entraîné avec la main droite et remonta pendant le travail : l'enfant était mort depuis le début du travail, qui dura 34 h. 30 ; les membranes étaient rompues depuis 35 h. Deux fois une main était appliquée sur la joue ou le côté de la tête, une fois sur le côté correspondant du cou; deux fois les deux mains étaient sur la tête ou sur la face; dans les autres cas, c'est un bras entier qui avait précédé la partie, qui quinze fois fut la tête, cinq fois en seconde position, une fois en occipito-postérieure. Les deux autres présentations étaient transversales.

Comme la procidence du cordon, celle des membres est plus commune chez les multipares (onze fois sur sept), et surtout chez celles qui ont plusieurs grossesses antérieures (sept sur onze). Leurs parties génitales, dilatées par les accouchements précédents, semblent les prédisposer à ces anomalies, dont la gravité n'est pas plus grande d'ailleurs que dans les accouchements normaux. Quatre enfants sont mort nés, parce qu'une anse du cordon avait glissé en même temps qu'une des extrémités, deux fois le long de la tête et dans les deux présentations de l'épaule.

L'issue ne fut fatale que deux fois en dehors de ce double prolapsus ; mais dans l'un la mort était antérieure au travail ; dans l'autre, qui est le fait d'une primipare qui perdit les eaux aux premières douleurs, le col avait 2 ^{cm} de dilatation et résista longtemps : le travail dura 25 h.

On se hâta d'appliquer le forceps dès que l'on put, mais l'enfant avait cessé de vivre depuis deux heures.

Dans trois autres présentations de la tête en occipito-postérieure (2 primipares, une 6me grossesse), l'enfant naquit cyanosé et peu vigoureux ; le travail avait duré dans un cas 67 h., et les membranes s'étaient percées au début du travail.

Il s'ensuit qu'on ne peut incriminer que dans 3 cas, où le travail fut long, la présence simultanée au passage d'une partie fœtale et du vertex ; dans tous les autres, on trouve des causes multiples dont l'intervention ne permet pas d'apprécier son influence.

Nous noterons en finissant, et sans le commenter, le plus grand nombre de ces déflexions des membres supérieurs, dans les cas où la rupture a coïncidé avec les premières douleurs (9 fois sur 17).

COMPRESSION DU CORDON.

M. Roulin ajoute, dans ses conclusions, « que la procidence des membres et du cordon est le seul accident à redouter pour l'enfant, en dehors des vices de conformation et des présentations anormales ».

Nous ne saurions accepter entièrement cette opinion, et nos réserves nous semblent légitimes en présence de faits où l'enfant a souffert, sans qu'on puisse l'attribuer aux causes ci-dessus indiquées, ni même à la longueur du travail produite, soit par la résistance des parties molles, la lenteur de la dilatation, ou l'inertie par rupture prématurée.

1° Femme de 28 ans, 5me grossesse à terme ; tempérament fort et sanguin. Perte des eaux sans douleurs, le 11 août 1847 à 11 h. du soir; l'écoulement continue jusqu'au début du travail, le 12 août à 4 h. du matin. Le col avait 1cm et demi ; il était épais, mou, très en arrière; la marche de la dilatation est aussi régulière et aussi rapide que possible, la vulve ne résiste pas. A 6 h. 30, expulsion d'un gros enfant de 3,550 gram. dans l'asphyxie apoplectique ; il ne se remet que sous l'influence d'une saignée du cordon.

2° Secundipare 37 ans, presque à terme; tempérament nerveux. Elle perd les eaux 2 h. avant les douleurs ; la dilatation n'était pas commencée ; elle est complète 8 h. 30 après ; les eaux s'écoulent peu à peu à chaque douleur, le périnée n'offre presque pas de résistance. L'enfant (F = 3,300) était pâle, peu vigoureuse ; respire mal, ne se remet pas et succombe le second jour.

3° Femme 47 ans, 6e grossesse; entre en travail le 15 novembre 1875, à 7 h. du matin. Elle perdait les eaux depuis sept h. ; la dilatation fut complète à 1 h. du soir ; à ce moment, il y eut un léger ralentissement des douleurs, qui reprirent presque aussitôt. A 1 h. 50, l'enfant franchissait la vulve : il était asphyxié et ne put être rappelé à la vie.

4° Secundipare de 28 ans, à terme, d'une bonne santé habituelle. Perd les eaux le 10 août 1863, à 8 h. du matin, par une rupture à la partie supérieure ; les douleurs se déclarent le 12 à 8 h. du soir ; le col, qui au moment de la rupture était effacé, ouvert et conservait un bourrelet, s'était dilaté (3^{cm}). En 2 h. 30, la dilatation fut complète et la rotation presque finie ; demi-heure après, la tête franchissait la vulve : l'enfant avait une tumeur pariétale et était asphyxié ; on put le ramener à la vie par les manœuvres usitées en pareil cas.

Nous nous demandons si ces observations ne trouvent pas dans la suivante le complément qui leur manque sur le mécanisme de l'accident de l'enfant. Nous citerons cette dernière avec plus de détails.

4ᵉ grossesse. Tempérament fort.— Commencement du travail le 12 juin 1851. Dans la journée, la circulation s'entend distinctement sur plusieurs points de l'abdomen. A 10 h. du soir, les membranes se rompent : il s'écoule un peu d'eau blanchâtre. Cet état dura jusqu'au 14 ; les douleurs étaient peu fortes, le col souple, mais ne se dilatait pas. — Bain d'une heure. A la sortie du bain, on s'aperçoit que l'enfant rendait du méconium ; à gauche et au niveau de l'ombilic, la circulation fœtale était accompagnée d'un souffle ; à droite, elle était simple. On crut à une grossesse gémellaire, tout en faisant une réserve sur la possibilité d'une compression du cordon. Les choses restèrent en l'état jusqu'au 16 ; la circulation fœtale ne s'entendait plus ; l'ouverture du col avait gagné quelques centimètres ; sa lèvre droite était œdématiée ; on tâchait de la repousser, sans y parvenir. A 4 h. du soir, M. Villeneuve, voyant la dilatation suffisante, appliqua les forceps : l'enfant était unique mais violacé ; il avait une forte tumeur ; l'épiderme s'enlevait sur les bras et sur la tête.

Sans exagérer la portée de ce fait, il nous semble de nature à démontrer la longueur excessive que peut avoir le travail quand la poche se rompt pendant les premières heures, l'influence pernicieuse qu'elle peut avoir sur l'enfant et la manière dont elle l'exerce. On assiste pas à pas à l'écoulement des eaux, à la compression du cordon et à la mort du fœtus. Ne peut-on pas se demander si, dans les cas précédents, la mort du fœtus ou son asphyxie n'ont pas pu tenir, tout au moins en partie, à la même cause que Capuron avait déjà bien décrite et qu'il a seulement un peu exagérée ?

En possession d'un fait qui témoigne clairement de la mort du fœtus par compression du cordon, nous préférons nous en tenir à affirmer que ce danger, pour l'enfant, est réel, qu'il n'est pas imaginaire, plutôt que de chercher, avec des cas incomplets, à apprécier la fréquence de cet accident.

Malgré tout, nous ne la croyons pas très grande, fort heureusement pour la bonne issue de la parturition après rupture prématurée.

Mais que faut-il pour que le cordon soit comprimé ? Que l'écoulement des eaux le surprenne dans une de ces positions où on le trouve quelquefois pendant la grossesse. Que de fois n'arrive-t-il pas en effet, et nous l'avons observé nous-même plusieurs fois, que l'on entende chez une femme, en un point de l'abdomen, un souffle fœtal qui persiste plus ou moins longtemps, puis qui disparaît ? — Ce souffle n'est pas, en général, cardiaque; il dépend du cordon accidentellement pressé dans les mouvements du fœtus et qui se dégage ensuite. Que la rupture ait lieu, que l'écoulement de l'eau laisse la matrice se rétracter avec force sur l'enfant, l'anse du cordon sera prise quelquefois d'une façon malheureuse, se dégagera plus difficilement, au grand détriment, si ce n'est au prix de la vie de l'enfant.

Mais, nous le répétons, quoique rationnel, quoique consacré par les faits, cet accident, d'une manière générale, n'est pas très fréquent, grâce aux ressources dont dispose la nature pour sauvegarder ses créatures : le cordon, dans la plupart des cas, pourra glisser entre les surfaces qui le pressent, se loger dans leurs anfractuosités et échapper à la compression.

La compression des autres parties fœtales ne paraît pas être bien dangereuse.

CONCLUSIONS.—Nous résumerons ainsi la discussion qui précède sur l'influence de la rupture prématurée sur la vie de l'enfant :

1° On trouve une bosse sanguine dans la moitié des cas ;

2o La mortalité est doublée, ce qui tient à la fréquence de la procidence du cordon d'une part, qui est cinq à six fois plus fréquente que dans les accouchements ordinaires, surtout chez les multipares ; d'autre part, à la compression du cordon, qui est certainement possible, mais dont nous ne pouvons pas apprécier la fréquence ;

3° La procidence des membres est un phénomène aussi fréquent que celle du cordon, mais qui n'ajoute que peu à la gravité de la parturition.

DE LA RUPTURE PRÉMATURÉE SPONTANÉE DANS L'ACCOUCHEMENT PRÉMATURÉ.

Nous adoptons, comme nous l'avons fait jusqu'ici, la limite de 7 mois entre l'avortement et l'accouchement prématuré (Th. Vayssettes), et celle des derniers jours du 8e mois entre l'accouchement prématuré et simplement hâtif.

Nous nous bornons à résumer en peu de mots les particularités qu'ont présentées les accouchements prématurés, éliminant ceux dans lesquels la rupture a précédé le travail, dont nous parlerons plus loin, à propos de l'influence de cette rupture sur le cours de la grossesse.

Nous avons relevé 104 accouchements prématurés dans lesquels la rupture a eu lieu 62 fois au début du travail et 42 fois pendant les premières heures du travail : chez 44 primipares et 30 multipares ; le nombre des multipares est surtout grand au début du travail, 37 multipares pour 25 primipares ; plus tard, il n'y a plus que 23 multipares sur 19 primipares.

Chez les primipares, l'accouchem. a eu lieu 3 fois à 7 mois.

    »   »   2 » à 7 mois et demi.

    »   »   34 » à 8 mois.

    »   »   3 » à 8 mois et demi.

Chez les multipares.................... 17 » à 7 mois.

    »   .... 4 » à 7 mois et demi.

    »   .... 32 » à 8 mois.

    »   .... 8 » à 8 mois et demi.

Les positions ont été dans le rapport de 79 vertex à 10 pelvis et épaule. La durée de l'accouchement ne dépasse pas beaucoup la moyenne, mais la durée relative des deux périodes est changée, la première s'étendant aux dépens de la seconde. Il y a cependant des cas de travail très long: l'un deux dura 63 h., mais il y eut un arrêt des douleurs pendant 30 h.

Nous avons trouvé 9 enfants putréfiés, 10 enfants morts pendant le travail ou tellement affaiblis qu'ils succombèrent peu après; l'un d'eux mourut 2 h. avant la parturition et le travail ne dura que 5 h, en tout: y aurait-il eu compression du cordon? Il était à 8 mois, pesait 2,000 gram.; la poche s'était rompue 1 h. après le début du travail... 10 enfants seulement naquirent réellement menacés par l'asphyxie et purent revenir à la vie; les autres, au nombre considérable de 34, étaient surtout peu vigoureux, chétifs, et succombèrent en partie les jours suivants. Le nombre des tumeurs est de 34.

On a signalé une seule fois la procidence du cordon et trois fois celle des membres, entre autres celle des deux pieds chez un enfant de 8 mois mort pendant le travail; ils remontèrent avant l'expulsion. On dut appliquer deux fois le forceps à la suite de travail très long. Il y eut deux évolutions spontanées dans deux présentations de l'épaule. Somme toute, la rupture prématurée des membranes à l'air d'avoir peu d'influence sur l'accouchement prématuré, tout au moins au point de vue de l'enfant; ce qui menace la vie du nouvel être, c'est surtout son peu de développement, le manque de forces, son peu de résistance.

CHAPITRE II.

De la Rupture prématurée pendant la grossesse.

La rupture spontanée des membranes peut se faire à toutes les époques de la grossesse à partir du troisième mois.

Les accoucheurs admettent en effet qu'en dehors des altérations morbides des membranes, les œufs rendus pendant les 2 ou 3 premiers mois de la gestation restent en général entiers (Jacquemier, Devilliers, Charpentier) ; l'œuf sort en bloc, l'embryon recouvert de ses membranes. C'est aussi l'opinion de plusieurs médecins-légistes : Briand et Chaudé, Tardieu, Legrand du Saulle. Ce fait est aussi fréquent à cet âge qu'il devient rare dans la suite. Leblond[1] a cherché à en tirer parti au point du vue médico-légal, et à établir « que le médecin expert chargé de rechercher si un avortement a été provoqué ou s'il s'est produit spontanément, pourrait presque affirmer, lorsqu'il rencontrerait un œuf de 1 à 3 mois, dont les membranes sont rompues, que l'avortement a été provoqué ». Cependant l'attention appelée sur ce point a fait reconnaître des cas de rupture de l'œuf à 2 mois, où l'on ne pouvait pas soupçonner des tentatives criminelles.

Nous ne recueillerons de cette étude que le seul fait de la possibilité de la rupture spontanée de l'œuf sain avant 3 mois.

La fréquence de l'ouverture prématurée augmente avec l'âge de la grossesse. M. Roulin est arrivé aux mêmes conclusions.

Sur 86 cas de ruptures avant terme, nous avons noté :

1 Rupture à 4ᵐ 1/2 chez une multipare (7 gross. ant.) à la suite d'une forte colère; hémorrhagie; 5 jours après, rupture des eaux, les douleurs se

[1] Leblond ; Sur l'avortement spontané dans les premiers mois de la grossesse (Archives de Gynécologie, 1875.)

déclarent peu après. Pelvis. — Dilatation très lente. — Nouvelle hémorrhagie. — Expulsion de l'avorton quarante-sept heures après.

2 Ruptures à 5 mois. — L'une à la suite d'une colère, l'autre d'un effort. — Le travail ne s'établit que cinq heures après dans le premier cas et quarante-cinq heures après dans le second.

> 4 ruptures à 6 mois.
> 1 » à 6 mois et demi.
> 13 » à 7 mois.
> 10 » à 7 mois et demi.
> 41 » à 8 mois.
> 13 » dans la 1re moitié du 8e mois.

Les grossesses antérieures semblent prédisposer, toutes choses égales d'ailleurs, à ces ruptures prématurées; leur influence marquée dans les gestations à terme semble s'étendre à toute la durée de la grossesse, s'il faut en croire la proportion que nous avons trouvée de 55 multipares pour 33 primipares dans les accouchements prématurés, et celle encore plus forte de 8 multipares pour 1 primipare dans les avortements.

Nous avons contrôlé encore la fréquence des présentations du siège, qui s'est présenté 4 fois dans les 9 avortements et 7 fois dans les 78 accouchements prématurés.

Le laps de temps qui sépare la rupture du commencement du travail est variable. Tantôt il est à peine de quelques instants, comme dans le fait suivant:

Une secundipare de 29 ans, lymphatique, et dont la première grossesse est arrivée à huit mois, est prise, pendant les premiers mois de sa dernière grossesse, d'œdème aux membres inférieurs, puis aux bras. A six mois, elle se sent tout à coup mouillée, sans éprouver de douleurs, et peu après la tète franchit la vulve, où elle reste un quart d'heure; une petite douleur se produit qui expulse un avorton féminin de 700 gram.

Tantôt et plus souvent, il s'écoule plus de temps. Ce stade intermédiaire varie, d'après M. Roulin, entre 0 h. et 8 jours; nous l'évaluons aussi à une durée moyenne de 30 h., variant à peu près entre les mêmes limites d'un quart d'heure et de 7 ou 8 jours. M. Bailly estime, d'après son expérience, que c'est vers la fin de la gestation que se produit la rupture et que les douleurs commencent en général vers le quatrième jour. Dans une rupture à six mois, la grossesse se poursuivit cependant pendant 13 jours.

La rupture prématurée des membranes a donc souvent pour effet immédiat ou à brève échéance d'interrompre la grossesse; et le cas cité plus haut, où elle fut produite par un effort, met son action en relief, bien dégagée des autres influences.

Pour plusieurs auteurs, Radfort, Denman, l'interruption de la grossesse est non seulement possible mais fatale. L'intégrité de l'œuf est la condition *sine quâ non* de la grossesse.

En est-il toujours ainsi? Oui, dans la grande majorité des cas. Mais cependant, à titre d'exceptions, on est aujourd'hui forcé de reconnaître que, malgré la perte des eaux, la grosssesse a pu continuer son cours pendant un laps de temps qui a quelquefois dépassé un mois. L'importance d'un pareil fait est capitale, car il permettra à l'accoucheur de ne pas perdre courage trop tôt et de conserver un espoir fondé de pouvoir conduire à terme des gestations que l'on regardait jusqu'ici comme fatalement compromises.

Pour l'enfant, le moindre délai obtenu dans l'expulsion est inappréciable: tel qui naîtrait à peine viable peut achever de se développer et gagner des chances de survie.

Nous avons parlé plus haut d'une grossesse à six mois, qui put continuer son cours pendant 13 jours malgré la rupture des membranes et l'écoulement quotidien de liquide.

Nous avons réuni sous forme de tableau, par ordre d'importance dans le délai obtenu, tous les cas de rupture prématurée des membranes avec continuation de la grossesse, et qui ont été publiés, à notre connaissance.

CAS DE CONTINUATION DE LA GROSSESSE APRÈS LA RUPTURE
DES MEMBRANES.

Moreau, perte de liquide par fistule des membranes.

Tarnier et Chantreuil, pendant   12 jours.

Bailly....................   13 jours à 8 mois.

Garipuy..................   13 jours et demi.

Maternité de Marseille.......   13 j. à 6 m. Enfant viv. mort peu après.

M. Poucel, de Marseille......   17 jours à 8 mois. Enfant vivant.

M. Seux fils, de Marseille....   18 jours à 8 mois. Enfant mort macéré.

Campbel..................   22 jours.

Tarnier et Chantreuil........   27 jours.

Deventer parle de femmes qui ont perdu les eaux 15 j. ou 3 sem. av. l'ac.

Le professeur Berne, plus de 25 j. à 8 m. malgré un voyage de 12 h. en
chemin de fer.

M. Queirel, de Marseille, pend.   1 mois à 5 mois. Enfant mort.

Swayne, de Bristol.........   1 mois

Cox, de Winchcombe.......   33 jours.

Poullet, de Lyon..........   6 semain. à 6 m. enf. m. (proc. du cord.).

Bradlay, de Manchester.....   6 semaines.

Norton, de Londres........   6 semaines.

Bassett, de Birmingham.....   6 semaines.

Thornburn, de Manchester...   6 semaines. Enfant vivant.

Duncan........'..........   45 jours à 6 m. Enfant viv. m. peu après.

Morlanne.................   50 jours.

Danyau..................   56 jours à 7 mois. Enfant vivant.

Conrad..................   2 mois.

Poullet, de Lyon..........   9 semaines à 5 mois.

Bailly..................   3 mois.

Voilà donc 25 cas où l'on ne peut douter qu'il ne s'agisse réellement d'une rupture de l'œuf. Nous exposons en détail les deux observations qu'ont bien voulu nous communiquer nos deux Maîtres ; elles feront ressortir en peu de mots les caractères de cette rupture.

Fait communiqué par M. POUCEL.

Dame de 30 ans, 5ᵐᵉ grossesse à terme. Présentation du sommet; la perte des eaux eut lieu très abondante, 17 jours avant l'accouchement, et fut accompagnée de quelques douleurs, qui cessèrent aussitôt.

Rupture à la partie inférieure, col= 2^{cm}; partie bien engagée; l'écoulement se répéta presque continuellement, le volume du ventre diminua beaucoup. Appelé au moment de la rupture, il perdit de vue la malade et la croyait accouchée depuis longtemps quand il fut prévenu, 17 jours après, que les douleurs avaient commencé; le travail dura 7 h.; l'enfant fut expulsé sans difficultés et était vivant.

Fait communiqué par M. Seux fils.

Dame de 28 ans, 3me grossesse, vertex.— Les deux premières normales. A 8 mois, cette dame éprouva une émotion morale très violente et sentit en même temps dans l'abdomen une constriction qui éveilla deux ou trois douleurs de reins et la poche se rompit. Tout rentra dans l'ordre ; mais depuis lors elle ne sentit plus les mouvements de l'enfant, dont la mort dut dater de ce moment. Les eaux s'écoulèrent peu à peu et d'une façon continue ; le volume du ventre diminua beaucoup ; l'enfant était plus sous la peau, on distinguait plus nettement ses saillies.— Enfin, au bout de 18 jours les douleurs reprirent, et l'accouchement s'effectua sans peine, après 5 ou 6 heures de travail. L'enfant, volumineux, était macéré; l'épiderme se détachait sur les bras et sur les jambes ; la figure était un peu bouffie, mais il n'était pas putréfié, ce que l'on doit sans doute attribuer à ce que la rupture avait eu lieu à la partie supérieure. — Quoique la poche ne se fût pas reformée, les membranes avaient recouvert la tête jusqu'aux derniers instants et avaient prévenu la physométrie.

On peut ajouter à ces caractères ceux que tire Duncan de la compression du fœtus, signes, comme il le remarque, qu'il est difficile de décrire parce qu'ils varient avec les cas.

L'enduit sébacé a presque complètement disparu, les membres sont fortement pelotonnés et aplatis par places, les oreilles sont collées sur la tête, si bien qu'on peut croire à leur absence.

L'évacuation des eaux peut donc ne pas interrompre tout de suite la grossesse. Témoin encore le fait de ce chirurgien dont parle Duncan, qui ponctionna un utérus gravide croyant avoir affaire à un kyste de l'ovaire, et qui ne s'aperçut de sa méprise qu'après l'écoulement d'une grande quantité de liquide ; ce qui n'empêcha pas l'accouchement de n'avoir lieu qu'un mois plus tard.

Mais ce qui n'a pas peu contribué à troubler l'appréciation des accoucheurs sur ce point, c'est que bien souvent les écoulements liquides dont se plaignent les femmes grosses ne proviennent rien moins que de l'œuf.

C'est sur ce fait bien constaté que plusieurs se sont appuyés pour déclarer que toute émission d'eau qui n'entrave pas la grossesse ne vient pas de l'amnios, et Denman affirmait que « les eaux de l'amnios ne s'écoulent jamais sans que le travail ne commence ». Dans la pratique, rien n'est souvent plus difficile que le diagnostic de ces écoulements.

Nous n'en voulons pour preuve que le fait suivant, de notre Maître, M. le professeur Magail, qui est rapporté par M. Queirel[1] dans son Mémoire sur l'hydrorrhée, et que nous tenons à reproduire, vu son intérêt majeur.

Mme D..., dans une première grossesse, perdit plusieurs fois les eaux ; cependant elle accoucha à terme d'un enfant vivant, et ce qu'il y eut de plus curieux, c'est que l'hydrorrhée continua en dehors de la grossesse. Dans une 2e grossesse, l'apparition de l'écoulement ne discontinua pas, et elle fut vérifiée par plusieurs médecins qu'elle alla consulter. M. Depaul lui-même la soigna pour une affection chronique de l'utérus, et reconnut, après plusieurs semaines de traitement, que le liquide était fourni par la vessie. Il n'y avait pourtant pas de fistule vésico-vaginale, mais la paroi antérieure du vagin était relâchée et faisait hernie au milieu de la vulve. Il y avait une cystocèle vaginale avec abaissement de la matrice. De retour à Marseille, M. Magail eut raison de cette infirmité en relevant l'utérus à l'aide de tampons imbibés de liquides astringents. Il est probable dans ce cas que l'*urine* (car c'était bien de l'urine qui mouillait ainsi les linges de la femme), par suite d'une incontinence non diagnostiquée, s'écoulait goutte à goutte par le méat et suivait la paroi antérieure prolabée du vagin. On put s'en rendre compte en réduisant l'utérus. La malade guérit en effet de son abaissement utérin et de son infirmité.

---

[1] Queirel ; De l'hydrorrhée. (Marseille médical, 1880, pag. 716.)

Outre cette origine extra-utérine, les eaux peuvent avoir leur origine dans la cavité même de la matrice sans venir de l'amnios. Elles tiennent alors à un catarrhe du col ou à une poche indépendante, débris d'une grossesse gémellaire dont l'un des produits a avorté et s'est plus ou moins résorbé. Telle est l'ancienne observation de Fabrice de Hilden, qui est restée comme le type clinique des faits de ce genre parce qu'elle en donne la clef. Il y eut, au cinquième mois d'une grossesse, expulsion d'une poche membraneuse remplie de 10 livres d'eau, et qui ne pouvait être rapportée qu'à une grossesse double dont un des produits aurait avorté. (Cent. II. Obs. 53.)

Tel est encore le fait très intéressant qu'a observé récemment M. Queirel à la Maternité de Marseille. Dans un cas de grossesse double, l'un des fœtus était contenu dans une poche spéciale et avait cessé de vivre, probablement à 6 mois. Quand on constata sa présence par le toucher, il donnait la sensation d'une main en procidence. Il était aplati comme un véritable pantin, et momifié ; l'autre fœtus était à terme. Il existait deux poches : l'une grande, l'autre petite ; si celle-ci se fût rompue pendant la grossesse, elle aurait donné lieu, comme le fait remarquer M. Queirel, à un écoulement utérin bien difficile à diagnostiquer. (*Mars. Méd.*, *loc. cit.*)

Tout en admettant, à la suite d'exemples pareils, et avec Fried, Sigwart, Gardien, Capuron, Chambon, l'existence de ces causes, on ne peut s'empêcher de les regarder comme bien exceptionnelles.

D'où vient donc le liquide dans le plus grand nombre des cas ? Quand on parcourt les auteurs anciens, on voit, à l'incertitude de leurs opinions, combien cette question a dû leur paraître difficile à résoudre. On sait le revirement qui s'opéra dans l'esprit de Mauriceau à ce sujet, et que M. Queirel a bien mis en lumière en rapprochant 9 observations prises à diverses périodes de sa longue pratique. D'abord convaincu de l'origine extra-amniotique du liquide, il finit par admettre que toutes les eaux qui s'écoulaient par la vulve venaient de l'œuf, rupturé à sa partie supérieure. Depuis, Hildebrand, Frorieps, Deleurye et plus tard Stoltz et Matteï, sont restés fidèles à cette manière de voir, tandis qu'à la suite de Nœgelé et de l'École allemande, Puzos,

Leuret ont repris sa première idée ; d'autres, Levret, Mme Boivin, admettaient une opinion mixte.

L'origine extra-amniotique a trouvé de nos jours un appui sérieux dans les recherches physiologiques sur l'origine du liquide amniotique, que MM. Tarnier et Chantreuil regardent, avec Chaussier, Meckel et Béclard, comme dû à une double origine maternelle et fœtale. Les expériences de M. Tarnier, qui démontrent la perméabilité facile des membranes de l'œuf, permettent de comprendre comment le liquide sécrété par l'utérus pénètre dans l'œuf, et comment aussi il peut s'accumuler entre l'œuf et la matrice et se faire jour à l'extérieur.

Le fait si intéressant observé par M. Duclos (Th. de Basset) sur cette jeune fille enceinte qui se suicida, est la confirmation péremptoire de cette hypothèse. Elle avait eu de l'hydrorrhée, et l'on trouva l'œuf décollé de l'utérus en plusieurs endroits ; sur un point, la poche nouvelle était pleine de liquide ; sur un autre, elle était vide, et le décollement qui allait jusqu'au col indiquait le chemin parcouru par l'eau.

A l'exemple de M. Stapfer (Th. sur l'*Hydrorrhée*) et de notre Maître, M. Queirel, nous pensons que l'on devrait réserver à ces cas le nom d'hydrorrhée, désignant par celui d'hydramniorrhée ceux non moins certains, quoique moins fréquents, où le le liquide vient de l'œuf.

Que la grossesse continue donc dans l'hydrorrhée simple, le fait n'a rien de surprenant, quoiqu'il se produise parfois quelques douleurs à la suite d'un écoulement abondant. Comment peut-on comprendre l'hydramniorrhée ?

Duncan a consacré à ce sujet une leçon pleine d'intérêt, dont nous apprécions la portée.

Les faits démontrent que souvent après la rupture des membranes, 4 jours après environ (Bailly), les contractions utérines s'éveillent; que quelquefois elles restent comme endormies pendant un laps de temps très long.

Quelles sont les conditions qui font varier ces résultats ?

Le premier élément de la question nous semble résider dans l'inégale excitabilité de l'utérus d'un individu à l'autre, inégalité telle, qu'une matrice entrera en contraction sous le moindre incitant, tandis qu'une autre supporte les cahots, les commotions les plus fortes, sans se modifier.

Le second point est la cause qui fait rompre les membranes ; cette cause varie avec leur résistance. Les expériences faites ont montré que cette résistance diffère beaucoup suivant les person-nes, et que, pour une même membrane, elle est très inégale, non pas *régulièrement* inégale à mesure que l'on s'éloigne du pla-centa, comme le pensaient Poppel et Hohl, mais *irrégulièrement* inégale, suivant les points. Si la rupture des membranes est pro-duite par une contraction utérine intense, c'est-à-dire si la mem-brane résiste beaucoup, ou bien si la cause qui provoque la contraction est persistante (congestion, hémorrhagie), la rupture n'est qu'un épiphènomène dont l'action adjuvante s'ajoutera à celle des autres causes pour exciter des contractions plus puissantes.

Mais si au contraire, par le fait d'une ténuité particulière, à laquelle la multiparité pourrait bien n'être pas étrangère, les membranes cèdent à une faible pression mécanique venant du dehors ou due au fœtus, d'après le mécanisme exposé par M. Poullet [1] dans les insertions vélamenteuses, ou bien encore à ces contractions latentes de la grossesse (Braxton Hicks), l'utérus n'étant pas primitivement excité revient sur lui-même par suite de sa déplétion, mais d'une façon passive. Il se rétracte sans se contracter (Duncan). Pour peu que l'écoulement ne soit pas trop violent et ne laisse pas trop brusquement les parties au

[1] Nous avons une observation d'insertion vélamenteuse avec présentation du tronc et rupture au 8e mois, près de 9 jours avant le début du travail, qui peut rentrer dans la catégorie de faits signalés par M. Poullet. L'enfant était vivant, il mourut de procidence du cordon.

contact du muscle ; pour peu que le liquide se renouvelle assez
vite, que la susceptibilité de l'utérus ne soit pas trop grande, on
conçoit qu'il puisse se comporter pendant un temps assez long
comme si la rupture n'existait pas. Il est du reste une disposition
anatomique dont la fréquence nous a frappé, et qui doit contribuer,
dans un certain nombre de cas, à modérer l'écoulement et à le
rendre moins excitant pour l'utérus, en le faisant comme en
seconde main : nous voulons parler du décollement qui s'opère
quelquefois pendant la grossesse entre l'amnios et le chorion.
Dans le cours de notre internat, nous avions eu l'occasion de
constater plusieurs fois cette séparation des membranes avant
d'en connaître la cause et les effets, et surtout les discussions
auxquelles elle a donné lieu.

Sur 20 membranes que nous avons examinées à cet effet, nous
avons trouvé cinq fois un décollement presque total du chorion
et de l'amnios, qui n'adhéraient plus que par une petite surface
comme la paume de la main, ou qui quelquefois même manquait,
les deux membranes n'étant plus reliées entre elles que par l'intermédiaire du cordon. — Six fois nous pûmes constater une séparation partielle, tantôt limitée à l'aire de la surface qui avait
formé la poche des eaux, tantôt s'étendant plus avant vers le placenta, qu'elle atteignait parfois. Il ne s'agit donc pas du repli fal-
ciforme que l'amnios forme au niveau du pied du cordon, ni du
décollement que l'on peut produire en tirant sur ce repli, pendant la délivrance, comme Gardien l'avait signalé. — Jamais cette
simple traction ne pourrait décoller toute la superficie des membranes, et encore moins la partie qui correspondait à la poche.

Schülein, dans 135 observations, a trouvé le chorion et l'amnios
46 fois entièrement détachés, 33 fois séparés en partie, et 56 fois
unis dans toute leur étendue[1].

Nous ne parlons pas des travaux de M. Matteï, qui avait essayé

[1] Thèse Bitot. Paris, 1881.

de démontrer que la poche amnio-choriale était plus fréquente qu'on ne le pensait[1].

Stoltz dit l'avoir rencontrée une fois, et il nous a été donné d'en observer un cas avec M. le professeur Magail. En touchant une femme, il sentit tout à coup les membranes céder ; il s'écoula un flot de liquide, et le doigt tomba presque immédiatement après sur une seconde poche qui se rompit plus tard.

Nous avons trouvé un fait analogue dans les annales de la Maternité, où les deux membranes se rompirent coup sur coup pendant que l'on pratiquait le toucher. Ces faits nous ont convaincu de l'existence de la poche amnio-choriale, qui est considérée, croyons-nous avec M. Mattei, comme plus rare qu'elle ne l'est, à cause sans doute de la coïncidence fortuite qui est nécessaire pour la faire reconnaître.

Nous dirons seulement que les anciens l'avaient presque universellement niée. Gavard et Baudelocque en admettaient bien la possibilité, mais le premier déclarait qu'elle n'est pas aussi fréquente qu'on le croit vulgairement, et le second, qu'il ne l'avait jamais vue.

Quelques expériences que nous avions entreprises sur les membranes, avec la machine d'Alvergniat, en ayant soin de remplir d'eau la cupule qui se forme sous l'influence du vide, nous ont fait plusieurs fois assister à la formation artificielle de cette cavité.

Une fois entre autres, les membres bombaient fortement, leur sommet s'était épaissi peu à peu par l'infiltration de l'eau entre les deux membranes ; elle était arrivée à les décoller sur toute l'étendue de la cupule, quand un sifflement se fit entendre tout à coup, et nous vîmes le liquide transsuder rapidement à travers la membrane inférieure (le chorion). — Nous arrêtâmes aussitôt l'expérience et nous pûmes constater ces trois faits : la poche amnio-

[1] Mattei ; Soc. méd. prat., 1844.

choriale, l'intégrité du chorion, une fissure presque imperceptible de l'amnios sur un point élevé. Nous nous sommes demandé si ce n'était pas là le schéma de bien des cas d'hydramniorrhée : le liquide filtre goutte à goutte par la rupture de l'amnios dans le réservoir amnio-chorial, d'où il s'échappe peu à peu par trans-sudation. L'écoulement n'a rien de brusque, le liquide se repro-duit au fur et à mesure de sa disparition et les causes d'excita-tion pour l'utérus sont réduites au minimum. Mais si, par des mouvements intempestifs, par la marche, on accélère l'issue de l'eau, viendra le moment où le fœtus, fortement appliqué contre l'utérus, excitera ses contractions.

Si ce mécanisme est possible, il n'est pas absolu, car dans bien des cas d'hydramniorrhée où l'on a signalé une petite perfora-tion près du placenta, pour l'écoulement du liquide amniotique (cas d'Ingleby, Dubois, Danyau), ces membranes étaient forte-ment adhérentes l'une contre l'autre.

CONCLUSIONS. — Nous conclurons de l'étude qui précède :

1° Que la rupture prématurée des membranes interrompt en général la grossesse en provoquant à bref délai, suivant le terme, l'avortement ou l'accouchement prématuré ;

2° Que, dans quelques cas exceptionnels, la grossesse peut se prolonger pendant un laps de temps assez long après la perte des eaux ;

3o Que ces cas d'hydramniorrhée, qu'il faut distinguer de l'hy-drorrhée simple, peuvent s'expliquer par les variations de l'exci-tabilité de l'utérus, par son état, qui est d'abord une simple rétrac-tion, pourvu que la cause qui a rompu les membranes n'ait pas été trop violente (rupture par faible résistance);

4° Que la poche amnio-choriale. qui paraît exister dans le quart des cas, peut favoriser l'écoulement du liquide amnioti-que sans éveiller les douleurs.

ÉTAT DE L'ENFANT. — Nous n'ajouterons que peu de chose sur les enfants.

On a attribué à l'écoulement prématuré du liquide amniotique pendant la grossesse, plusieurs effets sur l'enfant qui sont au moins très rares.

C'est ainsi qu'une ancienne observation de Morlanne[1] tend à prouver que, en l'absence d'eau amniotique, les parties fœtales peuvent adhérer entre elles.

« Une femme, au quatrième mois, perdit beaucoup d'eau; quarante ou cinquante jours plus tard, le travail se déclara et la femme mit au monde deux enfants. Le premier vint par les pieds; son expulsion fut précédée de l'écoulement d'environ une pinte de liquide amniotique. Le second se présenta par la tête ; mais il ne se forma pas de poche, il ne s'écoula pas une goutte de liquide. Cet enfant offrait des adhérences entre les bras et la paroi antérieure du thorax, entre les cuisses et le ventre.

Dans d'autres cas, on a attribué à la pression utérine les déformations articulaires.

Conrad (1875) range au nombre des causes de pied bot, non seulement la pression intra-utérine due à une perte prématurée du liquide, mais encore les contractions provoquées par l'écoulement prématuré des eaux ; il cite trois faits à l'appui de son opinion.

L'année suivante (1876), dans un nouveau Mémoire sur la même question, Conrad[2] a ajouté aux cas précédents un exemple de fractures multiples intra-utérines qu'il rattache à des pertes sanguines et aqueuses que la mère eut au cinquième mois, et deux cas de pieds bots, double dans un cas, pied plat à droite et pied bot à gauche dans l'autre.

Dans le premier cas, il n'y avait presque pas de liquide ; dans l'autre, perte de sang et d'eau au cinquième mois.

---

[1] Morlanne ; Journal d'accouchements de Morlanne, 1805, III, pag. 100.
[2] Conrad ; Revue. Sc. méd., 1875, pag. 204; et 1876, pag. 175.

TRAITEMENT.

De la Motte conseillait, dans les cas d'aridité occasionnée par l'écoulement des eaux aux premières douleurs, d'avoir patience et donner une nourriture légère : soupe, bouillon, rôties dans du vin, « afin, disait-il dans son langage pittoresque, que, la distribution venant à s'en faire promptement, la nature s'en trouve récréée et confortée ». Le conseil est bon, mais l'indication capitale est d'éviter tout ce qui peut provoquer les contractions utérines : pour cela, il faut tenir la femme couchée, afin que les eaux restent dans la matrice ou du moins ne s'écoulent que lentement; bon moyen, d'après M. Hubert, mais qui est souvent insuffisant. Le séjour au lit, en effet, n'est pas tout : il faut encore le repos au lit ; éviter les mouvements qui par la contraction des muscles abdominaux compriment l'utérus et tendent à expulser le liquide; éviter même certaines positions qui, d'après l'expérience, favorisent l'abondance de l'écoulement ; veiller à ce que la vessie et le rectum soient libres. Puis, si le travail menace, malgré ces précautions, on l'arrêtera par les remèdes usités en pareil cas, surtout le laudanum en lavement.

CONCLUSIONS.

Nous considérerons pour nous comme acquis, par cette étude sommaire, les résultats suivants :

La rupture prématurée spontanée des membranes est un fait assez commun dans la pratique des accouchements dont les présentations anormales et surtout la multiparité semblent favoriser la fréquence et la précocité.

Ce n'est pas un fait indifférent, mais son influence varie suivant les cas.

Elle est favorable à l'accouchement et en abrège la marche, surtout chez les multipares, quand, croyons-nous, l'action constante de l'eau amniotique avant le travail a pu suffisamment préparer les voies à la pression de la partie.

Elle rend le travail plus long et plus pénible dans la majorité des cas.

Elle menace la vie de l'enfant en favorisant cette lenteur du travail et la compression du cordon, prolabé ou non, accidents qui cependant, vu sa fréquence relative, sont assez rares.

Elle interrompt en général la grossesse dans un laps de temps qui varie en moyenne entre quelques heures et 8 jours. Si les conditions sont favorables et les précautions prises à temps, on peut espérer obtenir un délai beaucoup plus long, qui peut aller jusqu'à trois mois,

Elle ne paraît pas étrangère aux déformations congénitales du fœtus.

BIBLIOGRAPHIE.

F. Mauriceau.— Traité des maladies des femmes grosses. Genève, 1693.

M. Peu.— La pratique des accouchements. Paris, 1694.

De la Motte.— Traité complet des accouchements naturels, non naturels et contre-nature. Paris, 1722.

De Deventer.— Observations importantes sur le manuel des accouchements, 1re partie. Paris, 1734.

A. Levret.— L'art des accouchements démontré par des principes de physique et de mécanique. Paris, 1766.

J. Astruc.— L'art d'accoucher réduit à ses principes. Paris, 1771.

F.-A. Deleurye.— Traité des accouchements en faveur des élèves. Paris, 1777.

Mme le Boursier du Coudray.— Abrégé de l'art des accouchements, 6e édit. Paris, 1785.

Baudelocque.— L'art des accouchements. Paris, 1789.

Denman.— Introduction à la pratique des accouchements. 1802.

G.-G. Stein.— L'art d'accoucher, traduit par Briot. Paris, 1804.

C.-M. Gardien.— Traité complet d'accouchements, des maladies des femmes, etc. Paris, 1807.

J. Capuron.— Cours théorique et pratique d'accouchements. Paris, 1811.

Mme Boivin.— Mémorial de l'art des accouchements. Paris, 1812.

Maygrier.— Nouveaux éléments de la science et de l'art des accouchements. Paris, 1817.

Mme Lachapelle.— Pratique des accouchements, ou Mémoires et Observations choisies sur les points les plus importants de l'art, publiées par Ant. Dugès. Paris, 1821.

Hatin.— Cours d'accouchements. 1832.

Velpeau.— Traité d'accouchements. 1835.

Duparcque.— Histoire complète des ruptures et des déchirures de l'utérus, du vagin et du périnée. 1836.

CHURCHILL.— Gazette des Hôpitaux, pag. 250. 1840.

MOREAU.— Traité pratique des accouchements. 1841.

JACQUEMIER.— Manuel des accouchements et des maladies des femmes, etc. Paris, 1846.

DERVILLIERS fils.— Recherches statistiques et pratiques sur les phénomènes du travail de l'accouchement, considérés au point de vue de la rupture des membranes de l'œuf. (Arch. gén. de Méd., 1850, 4e série, tom. XXIII, pag. 517.)

DANYAU.— Hydrorrhée. (Soc. Chirurgie, 19 décembre 1860.)

STOLTZ.— Nouveau Dictionnaire de Médecine et Chirurgie pratiques, tom. I, pag. 238. 1864.

MATTEÏ.— Soc. Méd. prat., avril 1864.

JOULIN.— Traité complet d'accouchements. Paris, 1866.

MORLANNE.— (Cité par Joulin.)

NŒGELÉ.— Traité pratique de l'art des accouchements. 1869.

HUBERT (de Louvain). — Cours d'accouchements, 2 vol. Louvain, 1869.

ROULIN.—(Th. Paris, 1870.)

OMICCINSKI.— (Th. Paris, 1872.)

HUGENBERGER.— Sur la rupture prématurée de la poche des eaux. (Saint-Pétersburg. Medicinische Zeitschrift, 1872, pag. 343.)

CAZEAUX.— Traité complet d'accouchements. 1874.

CONRAD.— Contribution à l'étiologie des difformités articul.-congénitales. (Corresp. Bl. f. Schweitz Aerte, 1875 ; Rev. Sc. Méd., 1875, tom. VI, pag. 264.)

— Des effets de la pression intra-utérine sur le fœtus. (Soc. méd. pharm. de district. Berne, 1876. Rev. Sc. Méd., 1878, tom. IX, pag. 175.)

MATTHEWS DUNCAN.— Sur le mécanisme de l'accouchement normal et pathologique. 1876.

BRAXTON HICKS.— POPPEL. — BRADLEY.— NORTON.— BASSETT.— COX.— THORNBURN.— (Cités par Duncan, pag. 25 et suiv.)

BAILLY. Arch. de Tocologie, 1877, pag. 587.

GARIPUY.— Th. Paris.

POULLET.— Implantation vélamenteuse du cordon, considérée comme l'une des causes de la rupture prématurée des membranes. (Ann. Gynécologie, 1879.)

WEBER (de Saint-Pétersbourg).— Rupture prématurée des membranes. (Ann. Gynéc., 1880, tom. I, pag. 470.)

CHARPENTIER. — De l'hydramnios, en particulier de l'hydramnios aiguë. (Arch. de Tocologie, 1880, pag. 389.)

TARNIER ET CHANTREUIL.— Traité de l'art des accouchements. Paris, 1880.

QUEIREL.— De l'hydrorrhée. (Marseille Médical, 1880.)

STAPFER.— Thèse sur l'hydrorrhée, 1880.

SIMONI.— Contribution à l'étude de la poche des eaux. (Thèse Lyon, 1881.)

VAYSETTES.— Étude clinique de l'accouchement prématuré acciden-
tel, etc. (Thèse Lyon, 1881.)

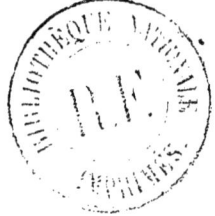

FIN.

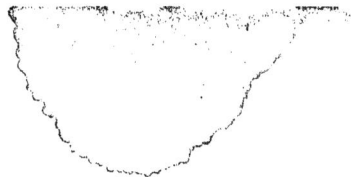

119

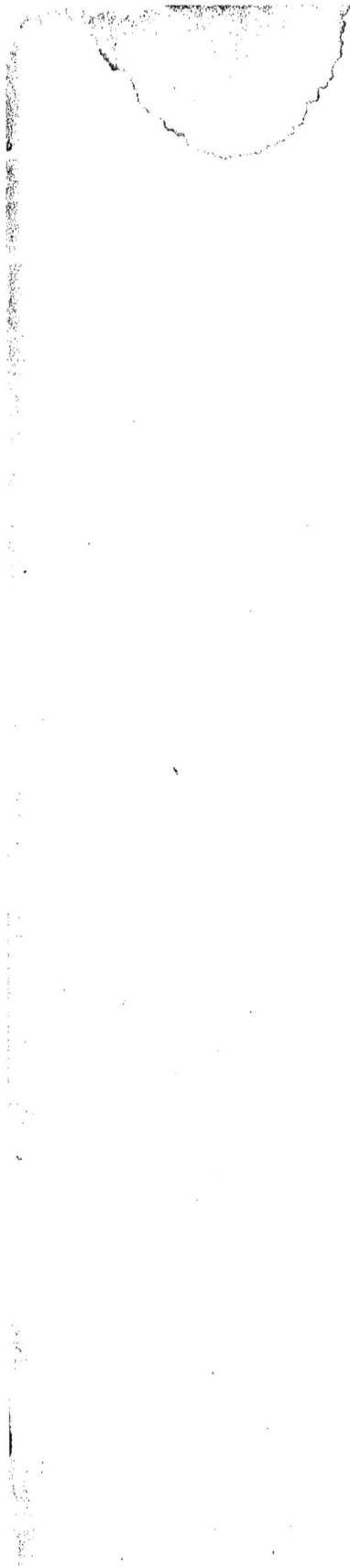

www.ingramcontent.com/pod-product-compliance
Lightning Source LLC
Chambersburg PA
CBHW071305200326
41521CB00009B/1914